AF627461

Astrid Sobczak, Oliver Radinger

Leben mit chronischer Krankheit

Ein Lehrbuch für Gesundheitsberufe

2., überarbeitete Auflage

facultas

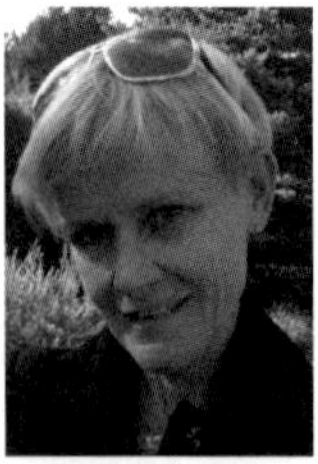

Mag.[a] Astrid Sobczak
DGKP, Studium der Pflegewissenschaft an der Universität Wien, Lektorin im Hochschulbereich, akademische Lehrerin für Gesundheits- und Krankenpflege.

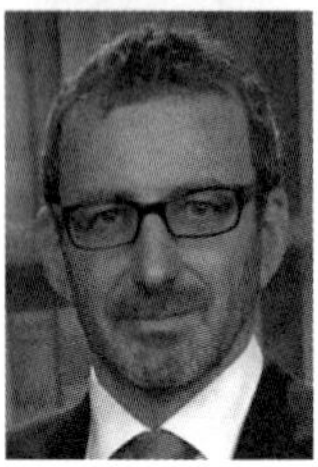

FH-Hon. Prof. Mag. Dr. Oliver Radinger, BA
Studium der Pflegewissenschaft, Soziologie und Philosophie an der Universität Wien, Lektor im Hochschulbereich und Weiterbildungssektor, DGKP, Lehrer für Gesundheits- und Krankenpflege.

Eine geschlechtergerechte Schreibweise wird in diesem Buch vorwiegend durch die Verwendung der Schreibung mit Stern * realisiert. Ist eine korrekte, alle Endungen berücksichtigende Schreibung auf diese Weise nicht möglich oder erfordert sie Ergänzungen, die den Lesefluss hemmen, so wird – stellvertretend für beide Geschlechter – die männliche Form gewählt.

Bibliografische Information der Deutschen Nationalbibliothek

Die Deutsche Nationalbibliothek verzeichnet diese Publikation in der Deutschen Nationalbibliografie; detaillierte bibliografische Daten sind im Internet über http://dnb.d-nb.de abrufbar.
Alle Rechte, insbesondere das Recht der Vervielfältigung und der Verbreitung sowie der Übersetzung, sind vorbehalten.
Alle Angaben in diesem Fachbuch erfolgen trotz sorgfältiger Bearbeitung ohne Gewähr, eine Haftung der Autor*innen oder des Verlages ist ausgeschlossen.

2. Auflage 2022
Copyright © 2018 Facultas Verlags- und Buchhandels AG
facultas Verlag, 1050 Wien, Österreich
Umschlagfoto: © jc_design, istockphoto.com
Satz: Wandl Multimedia-Agentur
Lektorat: Laura Hödl, Wien
Druck: finidr
Printed in the E.U.
ISBN 978-3-7089-2166-2
e-ISBN 978-3-99111-480-2

Astrid Sobczak, Oliver Radinger

Leben mit chronischer Krankheit

Ein Lehrbuch für Gesundheitsberufe

Inhaltsverzeichnis

Einleitung

Noch immer ist das Versorgungssystem stark auf die Therapie und das Kurieren von akuten Erkrankungen ausgerichtet, obwohl die Zahl der chronisch Kranken stetig im Ansteigen ist. Die betroffenen Menschen müssen häufig Anpassungen in ihrem Leben vornehmen, dadurch kann es aber ebenso zu sozialen oder psychischen Belastungen kommen. Da chronische Erkrankungen zumeist nicht geheilt werden können, stehen die Reduktion der Symptome und die Anpassung an den Alltag an oberster Stelle. Dieses Buch richtet sich an Studierende in Aus-, Fort- und Weiterbildungen im Gesundheitsbereich, die sich mit den komplexen Phänomenen, Theorien und Modellen, die chronische Erkrankungen mit sich bringen, auseinandersetzen.

In diesem Buch wird versucht, die Komplexität chronischer Erkrankungen über das Theorieverständnis zu erklären. In den Hauptkapiteln werden verschiedene Themenbereiche in den Kontext der chronischen Erkrankung gestellt. Über ausgewählte Theorien, Modelle und Konzepte zu chronischen Erkrankungen sollen durch eine pflegewissenschaftliche Sichtweise die Auswirkungen auf die Bewältigung des Alltags identifiziert werden.

Es wurden auch Themenschwerpunkte und Aspekte unserer Lehrveranstaltung „Leben mit chronischen Krankheiten" aufgegriffen, um eine Grundlage für den Umgang mit betroffenen Personen und deren Angehörigen zu schaffen.

Teil I
Einführung in die Terminologie chronischer Krankheiten

Im Zuge der Auseinandersetzung mit chronischer Krankheit bzw. Erkrankung kommt man nicht daran vorbei, sich mit den einzelnen Begrifflichkeiten zu befassen. An erster Stelle wollen wir uns dem Begriff „chronisch" widmen.

Das Wort „chronisch" hat seine Wurzeln im Griechischen (chronikós = zeitlich) und im Lateinischen (chronicus = zur Zeit gehörig).

In der griechischen Mythologie stürzte der Gott Chronos (Kronos) seinen Vater Uranos vom Thron. Um demselben Schicksal zu entgehen, fraß er im Anschluss daran seine eigenen Kinder auf. Nur Zeus konnte gerettet werden und besiegte daraufhin seinen Vater. Chronos ist das Alte, das Mysterium der Zeit, und die Zeit frisst alle ihre Kinder auf. Die bildhafte Darstellung des Chronos findet man vor allem in der Barockzeit, oft auch zusammen mit der Gestalt des Todes. Vergänglichkeit und Todesnähe werden so oft in einen Zusammenhang gebracht.

Der Enkel des Chronos, Kairos, wird in der griechischen Mythologie als Gott des richtigen Momentes und des günstigen Augenblickes bezeichnet. Kairos schleicht an den Menschen vorbei; einige schaffen es, ihn zu erhaschen, anderen bleibt dies verwehrt. Ist er vorbei, kann er erkannt, aber nicht mehr ergriffen werden. Der Schatz des Chronos liegt dagegen in den Erfahrungen, die wir machen. Wer aber die Zeit nicht nützt, aus diesen Erkenntnissen zu lernen und zu reifen, den beginnt demnach die Zeit zu verschlingen. Es kommt zur Chronifizierung von Zustandsbildern, oft in Verbindung mit psychischen und physischen Problemen. Kann die Ursache nicht behoben werden, führt dies oftmals zu einer chronischen Erkrankung. Schon aus dieser Schilderung heraus liegt die allgemeine Erkenntnis nahe, dass der Ausbruch einer chronischen Erkrankung gleichzeitig einen Schatten auf unser Leben wirft und es auch zeitlich begrenzt. Kairos ist dann durchaus Thema bei chronischen Erkrankungen: Der richtige Zeitpunkt der Diagnose wurde verabsäumt, falsche Wege in der Therapie wurden eingeschlagen, Vorzeichen nicht richtig gedeutet …

Es gibt demnach nicht „die chronische Erkrankung“ an sich, sondern viele Ausformungen, Variationen und unterschiedliche Typen, die eine verallgemeinerte Aussage schwierig machen. So werden auch nicht alle Erkrankungen die gleichen Anforderungen an Betroffene, ihre An- und Zugehörigen und an die Professionen aus dem Gesundheitswesen stellen. Chronische Krankheiten nehmen demnach viele Gesichter an, sie können plötzlich, langsam oder in Schüben intermittierend auftreten. Sie können sich bezüglich der Prognosen unterscheiden, durch schwerwiegende Krankheitszeichen charakterisiert oder auch latent und über längere Zeit symptomfrei sein. Die Chronizität einer Erkrankung ist oftmals mit Symptomkontrolle oder der Aufrechterhaltung des Gesundheitszustandes verbunden, aber nicht mit einer kurativen Therapie. Palliative Care wird hier auch immer mehr zu einem bedeutenden Thema.

Die anhaltende Krankheitsdauer als Zeitfaktor und nicht die Ausprägung der Erkrankung ist allen Ausformungen chronischer Krankheiten gemeinsam. Das Ziel in der Betreuung und Begleitung chronisch kranker Menschen liegt demnach im Wohlbefinden, in der Alltagsbewältigung und in der Lebensqualität. Wenn man sich mit den Definitionen von chronischer Krankheit beschäftigen möchte, kommt man an der Auseinandersetzung mit Krankheit und Gesundheit nicht vorbei.

1 Konzepte zu Gesundheit und Krankheit

Das menschliche Verlangen, Krankheiten zu verhindern, zu beseitigen und Gesundheit zu fördern, zieht sich durch alle Kulturkreise und ihre Geschichte. Paracelsus (1493–1541) bringt mit seinem Werk „De vita longa" (übersetzt: Über das lange Leben) als einer der Ersten die Gesundheit mit einem langen Leben in Verbindung. Schon damals spricht er der Beeinflussung des menschlichen Körpers durch Medikamente eine entscheidende Bedeutung zu (Haug 1991).

1.1 Gesundheit

Eine der ersten Definitionen von Gesundheit aus der Neuzeit ist wohl die der Weltgesundheitsorganisation (WHO) von 1948: „Gesundheit ist der Zustand des vollständigen körperlichen, geistigen und sozialen Wohlbefindens und nicht nur des Freiseins von Krankheit und Gebrechen." (WHO 1948)

In der Neuzeit gewinnen aber nicht nur die medikamentösen Einflüsse an Geltung, sondern es fließen auch soziale, ökonomische, psychische und physische Dimensionen in die Definitionen von Gesundheit ein. Während die ursprüngliche Version sehr am Individuum orientiert war, wurde sie 1986 in der Ottawa-Charta um einen gesellschaftlichen und politischen Auftrag erweitert: „Gesundheit wird von Menschen in ihrer alltäglichen Umwelt geschaffen und gelebt: dort, wo sie spielen, lernen, arbeiten und lieben. Gesundheit entsteht dadurch, dass man sich um sich selbst und für andere sorgt, dass man in die Lage versetzt ist, selbst Entscheidungen zu fällen und Kontrolle über die eigenen Lebensumstände auszuüben sowie dadurch, dass die Gesellschaft, in der man lebt, Bedingungen herstellt, die allen ihren Bürgern Gesundheit ermöglichen." (WHO 1986)

Durch die immer umfassenderen Ansichten zum Thema Gesundheit veränderten sich auch die Definitionen in Richtung immer komplexerer Formulierungen. So entwickelte der deutsche Sozial-, Bildungs- und Gesundheitswissenschaftler Klaus Hurrelmann 1988 eine abstraktere Definition von Gesundheit: „Gesundheit bezeichnet den Zustand des objektiven und subjektiven Befindens einer Person, der gegeben ist, wenn diese Person sich in den physischen, psychischen und sozialen Bereichen ihrer Entwicklung in Einklang mit den Möglichkeiten und Zielvorstellungen und den jeweils gegebenen äußeren Lebensbedingungen befindet. Gesundheit ist beeinträchtigt, wenn sich in einem oder mehreren dieser Bereiche Anforderungen ergeben, die von der Person in der jeweiligen Phase im Lebenslauf nicht erfüllt oder nicht bewältigt werden können. Die Beeinträchtigung kann sich, muss sich aber nicht, in Symptomen der sozialen, psychischen und physisch-physiologischen Auffälligkeit manifestieren.“ (Hurrelmann 1988)

Zusammenfassend kann man sagen, dass es keine einheitliche, fest umrissene Definition gibt. Die Definitionen unterscheiden einerseits eine subjektive Einschätzung (Wohlbefinden) und andererseits eine objektivierende Perspektive. Die Gesundheit bezieht sich nicht alleine auf physische und psychische Komponenten, sondern auch auf soziale und ökonomische (eventuell auch spirituelle) Dimensionen. Vor allem bei den neueren Definitionen findet sich auch der prozesshafte Charakter von Gesundheit widergespiegelt. Generell kann man aber festhalten, dass eine naturwissenschaftliche medizinische Abgrenzung zu kurz greift und eine Reduktion auf „Gesundheit ist Abwesenheit von Krankheit“ nicht der Komplexität eines umfassenden Verständnisses von Gesundheit Genüge tut.

Vor diesem Hintergrund hat sich auch das salutogenetische Modell nach Aaron Antonovsky entwickelt. Aus dem Perspektivenwechsel heraus, was Menschen denn gesund hält – und nicht, was sie krank macht –, stellt sich dabei die Salutogenese in Abgrenzung zur Pathogenese in den Mittelpunkt. 1987 entwickelt Antonovsky die These, dass es kein „absolut krank" und kein „absolut gesund" gibt, sondern dass die Menschen sich vielmehr auf einem Gesundheits-Krankheits-Kontinuum bewegen. Krankheit und Gesundheit befinden sich am jeweiligen Ende des Kontinuums und können nicht als isolierte Phänomene betrachtet werden. Dieser Ansatz „verhindert, dass wir der Gefahr unterliegen uns ausschließlich auf die Ätiologie einer bestimmten Krankheit zu konzentrieren". Das beinhaltet, dass nicht nur die Krankheit, sondern immer die ganze Geschichte des Menschen einbezogen werden muss (Antonovsky 1997, S. 29). Dieser Ansatz gewinnt eine ganz wesentliche Bedeutung in der Betreuung und Begleitung von Menschen mit chronischen Erkrankungen.

1.2 Krankheit

Während Gesundheit schwer zu beobachten, zu messen und einzuschätzen ist, können wir unterschiedlichste Krankheiten dagegen sehr wohl benennen und diagnostizieren. Nur Krankheiten sind für die Ärzt*innen von Bedeutung. „Die Gesundheit gibt nichts zu tun, sie reflektiert allenfalls das, was fehlt, wenn jemand krank ist. Entsprechend gibt es viele Krankheiten und nur eine Gesundheit", schreibt der Soziologe Niklas Luhmann. Die Krankheitsterminologien wachsen mit der Medizin, dagegen wird der Begriff der Gesundheit problematisch und inhaltsleer (Luhmann 1990, S. 179). Krankheit ist aber der notwendige Reflexionsbegriff von Gesundheit, auch wenn dieser schwer zu fassen ist. In Anlehnung an Heidegger argumentiert Medard Boss in der „Phänomenologie des Krankseins", dass sich Gesundheit immer nur am Auftreten von Krankheit begreifen lässt (Boss 1971, S. 440).

Die Krankheit ist im Gegensatz zur Gesundheit über Symptome erfahrbar. Diese Krankheitszeichen zeigen somit auf, was Gesundheit nicht ist bzw. was wieder sein kann, wenn die Erkrankung ausgeheilt ist (Simon 2001, S. 23). Krankheiten sind auf diese Weise über ihre Symptome zu spüren, voneinander zu unterscheiden, zu klassifizieren, zu bewerten, zu diagnostizieren und zu erklären.

Marcel Proust beschreibt die Abhängigkeit von körperlichen Krankheitssymptomen in seinem Roman „Auf der Suche nach der verlorenen Zeit“ folgendermaßen: „Im Zustand der Krankheit merken wir, daß wir nicht allein existieren, sondern an ein Wesen ganz anderer Ordnung gefesselt sind, von dem uns Abgründe trennen, das uns nicht kennt und dem wir uns unmöglich verständlich machen können: unseren Körper.“ (Proust 2000, S. 1649)

So gesehen ist Gesundheit erst bei Anwesenheit von Krankheit erfahrbar.

1.3 Chronische Erkrankung

Chronische Erkrankungen sind aber keine „Errungenschaft“ oder Entwicklung der Neuzeit. So wird in einem Schaufenster des Naturhistorischen Museums Wiens neben einer akuten Verletzung an der linken Schulter auf die chronisch degenerativen Erkrankungen von „Ötzi“, dem „Mann aus dem Eis“, hingewiesen. Er litt an Arthrosen an der Lendenwirbelsäule, an Rheuma und einer Zyste am Rückenmark. Seine Lunge war durch langes Sitzen am offenen Feuer durch Rauchpartikel schwarz verfärbt. Der Darm war mit Eiern des Peitschenwurms kontaminiert, und die Beaulinien auf seinen Fingernägeln lassen möglicherweise auf akute Schübe einer chronischen Krankheit schließen (Naturhistorisches Museum Wien).

Chronische Krankheiten sind in der Regel abhängig von:
- der spezifischen Diagnose;
- der Schwere der Erkrankung;
- dem Tempo ihres Fortschreitens;
- dem psychologischen Profil der Erkrankten;
- der Erwartungshaltung der betroffenen Person;
- der Anzahl der Erkrankungen.

(Lubkin 2002, S. 21)

Die große Anzahl der Definitionen von chronischer Krankheit lässt schon auf die Komplexität der Thematik schließen. Die Commission of Chronic Illness legte 1949 die erste Definition vor, unter der alle Schädigungen oder Abweichungen vom Normalzustand beschrieben waren: „Alle Schädigungen oder Abweichungen vom Normalzustand mit folgenden Merkmalen: Dauerhaftigkeit, zurückbleibende dauerhafte Einschränkung aufgrund irreversibler pathologischer Veränderungen, Notwendigkeit von Rehabilitation oder ggf. Überwachung, Beobachtung oder Pflege über einen längeren Zeitraum.“ (Weisz 2014, S. 108)

Die Definition war jedoch schon aufgrund der Verwendung des Begriffs „Normalzustand“ kritisch zu hinterfragen. Ein neuerer Versuch, eine Definition zu finden, kommt von Ilene Morof Lubkin (2002). Für sie spielen neben der Krankheitsbeschreibung auch die Auswirkungen und Einflussfaktoren der Erkrankung auf die Fähigkeiten und Alltagsbewältigung eine Rolle.

„Unter chronischer Krankheit versteht man das irreversible Vorhandensein bzw. die Akkumulation oder dauerhafte Latenz von Krankheitszuständen oder Schädigungen, wobei im Hinblick auf unterstützende Pflege, Förderung der Selbstversorgungskompetenz, Aufrechterhaltung der Funktionsfähigkeit und Prävention weiterer

Behinderung das gesamte Umfeld des Patienten gefordert ist.“ (Lubkin 2002, S. 26)

Fachleute im Gesundheitswesen können Chronizität auf zweierlei Weise betrachten:

- positiv – und damit als Zustand, der zur Weiterentwicklung von Klient*innen, deren Familien oder der Gesellschaft beitragen kann;
- negativ – und damit als Zustand, der das Versagen der vollständigen Wiederherstellung zum Ausdruck bringt.

(Lubkin 2002, S. 22)

Chronische Krankheiten zeichnen sich dadurch aus, dass sie langfristig, umfassend und zumeist irreversibel sind. Dementsprechend wirken sie sich bei den Betroffenen (aber damit auch bei ihren Zu- und Angehörigen) aufgrund ihrer körperlichen, sozialen und psychischen Beeinträchtigungen auf viele Lebensbedingungen aus.

Dieser Umstand macht in vielen Fällen eine unterstützende Pflege, eine flächendeckende Betreuung, eine Förderung der Selbstversorgungskompetenz und Prävention erforderlich. Im Vordergrund stehen oftmals die Linderung der Symptome und die Stabilisierung des Gesundheitszustandes, aber auch die Erhaltung der Alltagstauglichkeit und die Förderung des Wohlbefindens der Betroffenen. Die Einschätzung der Lebensqualität ist stark an das Auftreten von chronischen Krankheiten gekoppelt. Daraus resultiert als Ziel, die Lebensqualität der Betroffenen und ihrer Zu- und Angehörigen zu erhalten bzw. wiederherzustellen.

Die Lebensqualität gibt Auskunft über das körperliche, psychische, soziale und umweltbezogene Wohlbefinden. Sie gewinnt vor allem im Kontext einer steigenden Lebenserwartung bei gleichzeitigem Ansteigen chronischer Krankheiten, aber auch einer verbesserten medizinischen Versorgung, an Bedeutung (Ellert/Kurth 2013, S. 643).

Das Vorhandensein von chronischen Krankheiten ist ein wesentlicher Parameter zur Bewertung von Lebensqualität, der auf einer äußerst subjektiven und individuellen Einschätzung basiert.

1.4 International Classification of Functioning, Disability and Health (ICF)

Die „International Classification of Functioning, Disability and Health (ICF)" hat die „International Classification of Impairments, Disabilities and Handicaps (ICIDH)" von 1980 abgelöst.

Im ICIDH wurde eine Klassifizierung chronischer Krankheiten anhand der Differenzierung zwischen „impairment", „disability" und „handicap" vorgenommen. Diese Begriffe wurden folgendermaßen definiert:

- impairment bezieht sich auf die Beeinträchtigung der Strukturen und Funktionen des Körpers;
- disability, die Behinderung, ist die verringerte Fähigkeit, Aktivitäten auszuüben;
- handicap bezieht sich auf die sozialen und psychischen Konsequenzen von impairment und disability.

Das ICIDH wurde mit dem bio-psycho-sozialen Modell des ICF erheblich erweitert und entspricht eher der Lebenswirklichkeit der Betroffenen, indem der gesamte Lebenshintergrund berücksichtigt wird. Ein weiterer Grund für die Veränderung war, dass der Terminus Handicap selbst in den USA ein negativ besetzter Begriff ist und sich in diesem Zusammenhang als ungünstig erwiesen hat.

Da es für den englischen Begriff „functioning" im Deutschen keine entsprechende Übersetzung gibt, wurde er in Abstimmung mit Österreich und der Schweiz mit „Funktionsfähigkeit" übersetzt, sollte aber nur als klassifikationstechnischer Begriff verwendet werden. Die Übersetzung des englischen Begriffs „participation“ ist „Teilhabe“. Dieses Wort hat in der Schweiz aber eine engere Bedeutung als in Deutschland. Daher wird der englische Originalbegriff in der deutschen Übersetzung mit „Partizipation [Teilhabe]“ klassifiziert. Der englische Begriff „health condition“ wurde mit dem etwas engeren Terminus „Gesundheitsproblem“ übersetzt. Die „Funktionsfähigkeit“ eines Menschen umfasst alle Aspekte der funktionalen Gesundheit. Der Behinderungsbegriff der ICF ist der Oberbegriff zu jeder Beeinträchtigung der Funktionsfähigkeit eines Menschen. Eine Person gilt als funktional gesund, wenn unter Einbeziehung ihrer Kontextfaktoren

1. ihre körperlichen Funktionen (einschließlich des mentalen Bereichs) und Körperstrukturen denen eines gesunden Menschen entsprechen (Konzepte der Körperfunktionen und -strukturen);
2. sie all das tut oder tun kann, was von einem Menschen ohne Gesundheitsproblem (ICD) erwartet wird (Konzept der Aktivitäten);
3. sie ihr Dasein in allen Lebensbereichen, die ihr wichtig sind, in der Weise und in dem Umfang entfalten kann, wie es von einem Menschen ohne gesundheitsbedingte Beeinträchtigung der Körperfunktionen oder -strukturen oder der Aktivitäten erwartet wird (Konzept der Partizipation [Teilhabe] an Lebensbereichen).

Die ICF wurde für verschiedene Disziplinen und Anwendungsbereiche im Gesundheitssektor als Mehrzweckklassifikation entwickelt. Folgende Ziele werden dabei verfolgt:

- Sie liefert eine wissenschaftliche Grundlage für das Verstehen und das Studium des Gesundheitszustands und der mit Gesundheit zusammenhängenden Zustände, der Ergebnisse und Determinanten;
- sie stellt eine gemeinsame Sprache für die Beschreibung des Gesundheitszustandes und der mit Gesundheit zusammenhängenden

Zustände zur Verfügung, um die Kommunikation zwischen verschiedenen Benutzer*innen wie Fachleuten im Gesundheitswesen, Forscher*innen, Politiker*innen und der Öffentlichkeit, einschließlich Menschen mit Behinderungen, zu verbessern;
- sie ermöglicht Datenvergleiche zwischen Ländern, Disziplinen im Gesundheitswesen, Gesundheitsdiensten sowie im Zeitverlauf;
- sie stellt ein systematisches Verschlüsselungssystem für Gesundheitsinformationssysteme bereit.

(Deutsches Institut für Medizinische Dokumentation und Information 2005, S. 4–12)

Teil II
Bedeutung chronischer Erkrankungen für das Gesundheitssystem, für die Betroffenen und für ihre An- und Zugehörigen

Die Komplexität vieler Pflegesituationen in der Praxis nimmt durch epidemiologische, demografische und organisatorische Veränderungen stetig zu.

Als Parameter zur Beurteilung des subjektiven Gesundheitszustandes und dadurch auch der Lebensqualität wurde 2019 die letzte österreichische Gesundheitsbefragung durchgeführt. Zusätzlich zu klinisch erhobenen Befunden werden auch soziale, ökonomische und umweltbezogene Aspekte von Gesundheit miterfasst. Mit zunehmendem Alter verschlechtert sich nach Angaben der Befragten der subjektive Gesundheitszustand. Ein wichtiger Parameter zur Beurteilung des eigenen Gesundheitszustandes und der gesundheitlichen Lebensqualität ist das Auftreten einer dauerhaften, chronischen Krankheit.

Auf eine der Fragen aus der Gesundheitsbefragung 2019 „Haben Sie eine dauerhafte Krankheit oder ein chronisches Gesundheitsproblem?", antworteten 2,8 Millionen Menschen über 15 Jahre mit „Ja" (Bundesministerium für Soziales, Gesundheit, Pflege und Konsumentenschutz 2020). 38.3% der Bevölkerung leiden an einer chronischen Krankheit. Diese Zahl erhöht sich mit zunehmendem Alter. Bei den 75-Jährigen und älteren Menschen liegt ein chronisches Gesundheitsproblem bereits bei 64,8% vor (Statistik Austria 2019). Das bedeutet, dass ein großer Teil von chronisch Kranken eine angemessene und bezahlbare medizinische und pflegerische Versorgung benötigen wird.

2 Bedeutung und Kernkompetenzen der pflegerischen Versorgung chronisch Kranker

Die Möglichkeit für Gesundheitsprofessionen, zur Verbesserung der Gesundheit innerhalb der Bevölkerung beizutragen, wird in Zukunft ein auschlaggebender Tätigkeitsbereich professioneller Pflege und Betreuung sein. Weltweit muss es langfristig gelingen, einen Schwerpunkt der Gesundheitsversorgung auf die Prävention chronischer Krankheiten zu legen. Professionell Pflegende und andere Gesundheitsberufe müssen in der Lage sein, aus ihren Kernkompetenzen heraus auf die Entwicklung chronischer Erkrankungen positiv Einfluss zu nehmen. Dazu zählen Aufgaben der Prävention, Gesundheitsförderung und Gesundheitsberatung. Wissenschaft und besonders Pflegeforschung stellen Ergebnisse aus empirischen Studien dazu bereit (Bundesgesetzblatt 2016, S. 4).

Für Gesundheitsberufe ist es wichtig, die Dimension des Problems infolge der Zunahme chronischer Erkrankungen und die Dringlichkeit der damit verbundenen komplexen und systemübergreifenden Problematik zu erkennen. Die im Gesundheitssystem agierenden Personen müssen sicherstellen, dass einerseits Maßnahmen zur Gesundheitsförderung sowie zur Vermeidung von Krankheiten und andererseits Maßnahmen zur angemessenen Versorgung und Pflege im Falle einer Erkrankung sichergestellt werden.

Die Kosten, die durch chronische Krankheiten entstehen, betreffen nicht nur wirtschaftliche Aspekte, sondern insbesondere auch den Menschen in seinem sozialen Umfeld. Die Zunahme von chronischen Erkrankungen hindert nicht nur Einzelne daran, im Laufe ihres Lebens ihr erwünschtes Ziel zu erreichen, sondern beeinflusst verschiedene Systeme (Familie, Arbeit, Gesundheitssystem). Den Betroffenen wird durch die Krankheit ihre geplante und erwünschte

Zukunft genommen. Die dadurch anfallenden Kosten sind schwer quantifizierbar, ergeben sich aber durch größere finanzielle Abhängigkeit der Erkrankten bzw. ihrer Familien und geringerer Produktivität in Volks- oder Privatwirtschaft. Die Kosten für Diagnostik, Therapie, Folgeerkrankungen und Pflege stellen für das Gesundheitssystem einen erheblichen wirtschaftlichen Aspekt dar.

Mitarbeiter*innen im Gesundheitswesen werden gut ausgebildet, um kreative und innovative Lösungen für die Betreuung und Begleitung chronisch kranker Menschen zu entwickeln. Sie stellen die größte Berufsgruppe im Gesundheitssystem dar und sind eine wichtige gesundheitspolitische Ressource. Diese Ressource muss in die Planungs- und Entscheidungsprozesse der Gesundheitsversorgung miteingebunden werden. Durch die Kenntnis in Umgang, Begleitung und Betreuung chronisch kranker Menschen und durch das professionelle Handeln, das damit möglich wird, kann eine optimale Patientenversorgung positiv beeinflusst werden.

2.1 Aufgabenbereich und Bedeutung für das Gesundheitssystem sowie Faktoren für wachsende Kosten der Gesundheitsversorgung

Die Kosten für die Gesundheitsversorgung steigen weltweit, vor allem durch die Zunahme nicht übertragbarer und psychischer Erkrankungen. Eine alternde Gesellschaft, technologischer Fortschritt, aber auch eine Zunahme der Bedürfnisse der Betroffenen sind Gründe für die wachsenden Kosten. Die Alterung der Bevölkerung spiegelt die verbesserten Lebens- und Gesundheitsbedingungen insgesamt wider. Die Lebenserwartung bei der Geburt stieg zwischen 1990 und 2017 um 2,5 Jahre an. Durch das Anwachsen der älteren Bevölkerung steigt aber auch die Prävalenz vieler chronischer Erkrankungen an.

Die **Prävalenz** gibt an, wie viele Personen zu einem bestimmten Zeitpunkt von einer Erkrankung betroffen sind oder ein erhöhtes Risiko für diese Erkrankung aufweisen. In vielen europäischen Ländern wird beispielsweise prognostiziert, dass 75 % der ab 65-Jährigen an Herz-Kreislauf- oder onkologischen Erkrankungen sterben werden (WHO 2009, S. 61 f.).

2.2 Anforderungen einer alternden Gesellschaft an das Gesundheitssystem

Eine alternde Gesellschaft braucht mehr Versorgungs- und Pflegeleistungen. Spätfolgen der Erkrankungen führen zu längeren Spitalsaufenthalten. Daraus resultieren häufig **Einschränkungen der Fähigkeiten zur Alltagsbewältigung** und ein erhöhter Pflegebedarf zu Hause.

Ein Problem stellt weiters die Zunahme der **Multimorbidität** dar – das bedeutet das gleichzeitige Vorliegen von zwei oder mehr chronischen Erkrankungen. Multimorbidität, mitverursacht durch Polypharmazie (Übermedikation) und mangelnde Übereinkunft und Absprachen zwischen Behandlungssystem und Betroffenen, beeinflusst das Gesundheitsrisiko weiter negativ: Umso anspruchsvoller werden Pflege und Betreuung in medizinisch sehr komplexen Situationen, wo mitunter die Dauer der ärztlichen Versorgung multimorbider Patientengruppen als kurz beschrieben wird (Søndergaard/Grauers Willadsen 2015, S. 124). In Industrieländern sind 25 % der 65- bis 69-Jährigen und 50 % der 80- bis 84-Jährigen von Multimorbidität betroffen (WHO 2008, S. 5–9).

Durch den Fortschritt in den Bereichen Bakteriologie, Immunologie oder auch Pharmakologie ist es der Medizin gelungen, die Mortalität akuter oder auch ansteckender Erkrankungen stark zu senken. Seit mehreren Jahrzehnten kommt es zu einer Verschiebung der Krankheiten und Syndrome auf die Seite der chronischen Krankheiten.

Auch das Ansteigen der Lebenserwartung trägt seinen Teil dazu bei. Menschen sterben seltener an Infektionskrankheiten. Erkrankungen, welche noch vor mehreren Jahrzehnten mangels suffizienter Therapiemöglichkeiten zum Tode geführt haben, können heute behandelt werden oder sind sogar heilbar. Wesentlich mehr Menschen erleben eine Chronifizierung und mit ihr auch das chronische Fortschreiten ihrer Erkrankung.

Die Prävalenz chronischer Erkrankungen ist noch lange nicht am Höhepunkt angelangt. Zur Erinnerung: Prävalenz ist eine Kennzahl, die den Anteil jener Menschen (Population) erfasst, welcher zu einem bestimmten Zeitpunkt an einer bestimmten Krankheit erkrankt oder ein erhöhtes Risiko dafür aufweist. Inzidenz bezeichnet die Anzahl neu auftretender Erkrankungen in einer gegebenen Population während einer bestimmten Zeit.

Die Mehrheit der chronisch Erkrankten befindet sich in höherem Lebensalter, doch chronische Krankheiten sind grundsätzlich in jedem Lebensalter vorhanden. Allen gemeinsam ist es, dass die Betroffenen eine komplexe und gut strukturierte Pflege und Betreuung in Anspruch nehmen müssen (Søndergaard/Grauers Willadsen 2015, S. 122).

2.3 Entwicklungsszenarien chronischer Erkrankungen

Aus der Altersentwicklung heraus versucht man auf nationaler und internationaler Ebene unter Berücksichtigung von Altersentwicklung, Erkrankung, Behinderung und Lebensqualität, Szenarien zu prognostizieren:

- Das **erste Szenario** beschreibt eine Zunahme des Lebensalters der Bevölkerung mit gleichzeitiger Zunahme chronischer Erkrankungen. Älter und alt werdende Menschen haben hier einen schlechten Gesundheitszustand. Dadurch müssen die Gesundheitsleistungen stark in Anspruch genommen werden.
- Im **zweiten Szenario**, das auch als wahrscheinlicher angenommenen wird, geht man von einem Rückgang der durch eine chronische Krankheit auftretenden Komplikationen aus. Die Begründung dafür wird in der pharmazeutischen Weiterentwicklung gesehen. Das bedeutet, dass Betroffene im Erwerbsalter durch ihre Erkrankung nur leichte Behinderungen in Kauf nehmen müssen. Die Erkrankung wird aber irgendwann dem Gesundheitszustand ihren Tribut zollen. Der Grad der Behinderung wird nur in Richtung Alterszunahme verlagert. Durch das verzögerte Auftreten der Krankheitssymptome selbst wird sich die Belastung durch Komplikationen und Behinderungen auf die letzten Lebensjahre konzentrieren. Auf die Gesamtbelastung durch die Gesamtnachfrage gesundheitsbezogener Leistungen wird dieses Szenario möglicherweise wenig Einfluss nehmen, wohl aber auf die verbesserte Lebensqualität in jüngeren Lebensjahren.

Die Frage, welchem Szenario man nachgehen muss, hängt von den Versorgungsmöglichkeiten hochbetagter Menschen sowie davon ab, welchen wichtigen Beitrag die im Gesundheitssystem tätigen Personen in komplexen Krankheitssituationen übernehmen können.

- Das **dritte Szenario** wird als sehr optimistische Variante beschrieben. Durch die Zunahme gesünderer Verhaltensweisen und das verzögerte Auftreten von Erkrankungen und Behinderungen wird es zu einem Rückgang der Gesundheitsleistungen kommen (WHO 2009, S. 62 f.).

Egal in welche Richtung sich das Auftreten von chronischen Krankheiten entwickelt – diagnostische und therapeutische Interventionen werden zukünftig weiterhin verbessert werden und die angespannte Situation durch ein erhöhtes Erkennen chronischer Krankheiten noch weiter zuspitzen (WHO 2010, S. 24).

Doch auch wenn Diagnostik und Therapie immer weiter voranschreiten, gibt es trotz alledem ein relatives Behandlungsdefizit. Dieses liegt in der Prävention chronischer Erkrankungen und in der nicht medizinisch geprägten Versorgung. Der Betreuungsfokus chronischer Krankheiten liegt ähnlich wie bei akuten Erkrankungen stark auf den somatischen Ausprägungen der Erkrankung.

Auf die Alltagsbewältigung oder auf die lebensweltbezogenen Bedürfnisse wird unzureichend Rücksicht genommen.

Intensiv beschäftigt sich die Weltgesundheitsorganisation (WHO) mit einer Entwicklung, die sich in der Veränderung der Altersstruktur unter gleichzeitiger Zunahme der Versorgungs- und Betreuungsbedürftigkeit manifestieren könnte. Die WHO unterstützt im Rahmen der Europäischen Union alle Mitgliedsstaaten, um problematischen Gesundheitsentwicklungen entgegenzusteuern, Gesundheitsgefahren zu erkennen und Maßnahmen für die öffentliche Gesundheit zu entwickeln, damit ein bestmöglicher Gesundheitszustand erhalten werden kann.

Bereits nach den ersten Seiten dieses Buches lässt sich erkennen, wie komplex das Leben chronisch Kranker, aber auch der Umgang mit ihnen im Gesundheitssystem ist. Betrachtet man eine chronische Krankheit, darf man nie nur sie alleine mit ihren Ausprägungen sehen, sondern auch das durch die Erkrankung betroffene System. Dieses System betrifft wiederum die Kranken, aber auch deren nahes und weiteres Umfeld. Nicht nur das Gleichgewicht der Erkrankten gerät aus den Fugen, sondern auch das ihrer Angehörigen, Familien oder Freund*innen. In diesem Buch sollen sich Inhalte wiederfinden, welche sich mit der chronischen Erkrankung und den damit verbundenen Problemen und Herausforderungen der Erkrankten und ihres sozialen Umfeldes genauer auseinandersetzen.

3 Die Bedeutung einer chronischen Erkrankung für die Betroffenen und deren An- und Zugehörige

3.1 Wahrnehmung von Erkrankung und Krankheit

Um den für die Betroffenen bedeutsamen Unterschied zwischen akuter und chronischer Erkrankung auch sprachlich sichtbar zu machen, muss eine terminologische Unterscheidung zwischen den Begriffen **Erkrankung (disease)** und **Krankheit (illness)** vorgenommen werden.

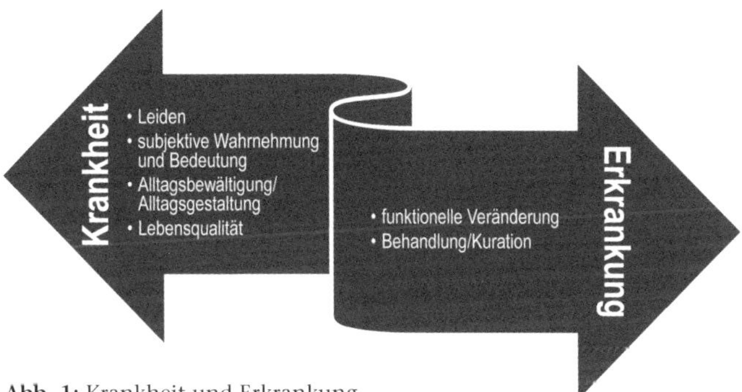

Abb. 1: Krankheit und Erkrankung

Im englischen und deutschen Sprachraum bestimmen hier bereits zwei Nomen einen *Zustand* und werden häufig als Synonym verwendet. **Erkrankung** geht mit einer funktionellen Beeinträchtig einher, daher muss versucht werden, diese funktionelle Veränderung zu behandeln und im besten Falle auf kurativem Wege zu heilen.

Der Begriff **Krankheit** bezieht sich darauf, wie eine durch Krankheit erfahrene Beeinträchtigung erlebt wird, wie Leiden erfahren wird.

Sprechen wir von Krankheit, steht das subjektive Empfinden, das Leben mit der Krankheit für die Betroffenen und ihre Angehörigen im Zentrum. Es handelt sich um ein subjektives Bezugssystem, in dem Krankheitsbewältigung oder die gesundheitsbezogene Lebensqualität in den Mittelpunkt rücken. Eine Erkrankung kann amtlich festgestellt werden, erlebt wird sie als Krankheit, aus einer ganz persönlichen Sichtweise heraus (White/Lubkin 2002, S. 102).

Unsere subjektive Vorstellung von Krankheit beeinflusst Krankheitswahrnehmung, Krankheitsverarbeitung und gesundheitsbezogene Verhaltensweisen (Hartmann 2010, S. 47).

Krankheitseinschränkungen und Krankheitsverarbeitung werden in diesem Buch noch genau beleuchtet. Fachleute im Gesundheitswesen sollten die Tragweite der Krankheitserfahrung für chronisch Kranke und ihre Familien erfassen.

Erwähnt sei aber bereits hier, dass es noch ein weiteres, nämlich gesellschaftliches Bezugssystem der Krankheit gibt:

Gesundheit stellt einen Wert dar und wird als ein verpflichtend zu erhaltendes Gut angesehen. Gesundheit soll durch das Einsetzen von individuellen Ressourcen und durch Selbstmanagementstrategien wiederhergestellt werden.

Das zeigt uns, dass die Ansprüche, unseren Gesundheitszustand selbst wiederherzustellen, sehr hoch sind.

Selbstmanagement und Selbstmanagementstrategien nehmen im Zusammenhang mit chronischen Erkrankungen breiten Raum ein und sollen für die Aufrechterhaltung von Wohlbefinden und Management der Erkrankung zum Einsatz gebracht werden (Ausili et al. 2014, S. 181) (siehe Kap. 6).

3.2 Krankheits- bzw. Gesundheitsbegriff als beeinflussender Faktor von Selbstmanagement

Ein kurzer Exkurs soll aufzeigen, wie sich der Krankheits- und der Gesundheitsbegriff im Laufe der Jahrhunderte verändert haben:

- Begonnen hat die Gesundheitsrevolution mit einer Veränderung des gesellschaftlichen Krankheitsbegriffs. Im 19. Jahrhundert kam es durch medizinische, pharmazeutische und hygienische Fortschritte zu einem Rückgang von Infektionskrankheiten. Die Verbesserung der Ernährungs-, Wohn- und Arbeitsverhältnisse ließ die Lebenserwartung ansteigen. Ein neuer Krankheitstypus begann zu entstehen – jener der chronisch degenerativen Erkrankungen, die nur bedingt heilbar sind, aber in ihrer Symptomatik beeinflusst werden können.
- Dadurch vollzog sich ein Paradigmenwechsel von der Krankheitsvermeidung hin zur Gesundheitsförderung (**salutogenetische Wende**). Neue, bis dato nicht bekannte Erkrankungen des Alters entstanden – oder besser gesagt: konnten diagnostiziert werden. Dazu zählen Demenz, Parkinson oder psychosoziale Beeinträchtigungen (Depression, Sucht, Burn-out).
- Diese Wandlung ist noch nicht abgeschlossen – heute spricht man von der Gesundheitsrevolution im Sinne der *Life Sciences*.
- Unter dem sehr weit angelegten Begriff *Life Sciences* werden Forschungs- und Bildungsbereiche verstanden, die sich mit den Prozessen, Interaktionen und Strukturen von Lebewesen beschäftigen. Das bedeutet, dass es in unserer modernen Gesellschaft eine Ver-

knüpfung von sozialen (Arbeitswelt, Wohnsituation, Freizeitgestaltung) und medizinischen Faktoren gibt, welche als Auslöser für die Entstehung von chronischer Krankheit angesehen werden.

- Gegenwärtig fällt häufig aber auch der Begriff der **Medikalisierung**. Das bedeutet, dass natürliche Lebensereignisse unter einem medizinischen Blick und unter medizinischen Konzepten betrachtet werden (Konzeption, Schwangerschaft, Sterben, Tod, Wechseljahre ...) und somit gesellschaftlich anders bewertet werden. Was bedeutet das für unseren Gesundheits-/Krankheitsbegriff?

> ⓘ Gesundheit oder die Gesunderhaltung wandeln sich zu einer individuellen Verpflichtung und signalisieren Stärke und Erfolg. Krankheitsvermeidung gilt als „Produktion" von eigener Gesundheit, für welche der/die Einzelne auch Verantwortung trägt.

Chronische Erkrankungen sind nicht heilbar. Die Krankheit erschwert durch diese Auffassung die gesellschaftliche Integration und schränkt die eigene Individualität, Autonomie und Selbstverwirklichung ein (Hartmann 2010, S. 48 f.).

3.3 Krankheitsverläufe als Belastung

Fokussieren wir aber zunächst die unterschiedlichen chronischen Krankheitsverläufe: Charakteristisch für eine akute Erkrankung ist der meist plötzliche Beginn. Krankheitssymptome stehen hauptsächlich mit der akuten Erkrankung in direktem Zusammenhang und richten sich in ihrer Ausprägung nach einem speziellen Krankheitsverlauf, der in der Regel zeitlich begrenzt ist. Der Krankheitsverlauf endet mit der vollständigen Genesung oder aber mit dem Tod.

Im Unterschied dazu ist die chronische Krankheit ein ständiger Begleiter, der zwar nicht zwangsläufig zum Tode führt, aber mehr oder weniger allgegenwärtig bleibt. „Allgegenwärtig" kann bedeuten, dass Krankheitssymptome die Durchführung der Aktivitäten des täglichen Lebens belasten oder dass die Erkrankung Teil des Lebens wird. Dadurch, dass sie „Teil des eigenen Lebens wird", wird die eigene Identität über die Erkrankung definiert.

Der Verlauf einer chronischen Erkrankung kann unterschiedliche Formen annehmen. Die Erkrankung kann

- plötzlich oder schleichend auftreten;
- in ihren Auswirkungen oder Symptomen kontinuierlich vorhanden sein oder aber auch in unregelmäßigen Schüben verlaufen;
- in einem für die Betroffenen akzeptablen Stadium bestehen bleiben oder aber progredient fortschreiten;
- vom Organismus lange Zeit kompensiert werden, sodass Betroffene sich gesund fühlen (kompensierte Form);
- als dekompensierte Verlaufsform auftreten, wobei Betroffene wesentliche Einschränkungen durch die Krankheit erfahren.

Nicht nur der chronische Krankheitsverlauf unterscheidet sich, auch das subjektive Empfinden der Patient*innen nimmt unterschiedliche Ausprägungen an. So kann ein chronisch Kranker ein zufriedenstellendes Leben führen, ein anderer Mensch mit einer ähnlichen Symptomatik erfährt Einschränkungen in physischen, psychischen und sozialen Belangen.

3.4 Komplexität als Belastung chronischer Erkrankungen für die Betroffenen und ihre An- und Zugehörigen

Das Vorhandensein einer chronischen Erkrankung ist von **hoher Komplexität** gekennzeichnet. Zu körperlichen Symptomen kommen psychische, soziale und häufig ökonomische Schwierigkeiten hinzu.

3.5 Merkmale chronischer Erkrankungen

Rollenveränderung	Symptombelastung
Dauerhaftigkeit der Erkrankung	Schwierige Alltagsbewältigung
Unkalkulierbarkeit	Isolation
Ambiguität	Identitätskrisen

Tab. 1: Merkmale chronischer Erkrankungen

Die einzelnen Merkmale können nicht als jeweils einzelne Herausforderung angesehen werden, komplexe Merkmale müssen stattdessen im Umgang mit den Betroffenen in ihrer Ganzheit wahrgenommen werden.

Chronische Krankheiten

- prägen das Leben durch Dauerhaftigkeit;
- sind nicht reversibel;
- werden ständig von Symptomen, Untersuchungen oder Therapien begleitet;
- verändern das Leben der Kranken nicht nur in Bezug auf die Krankheit, sondern auch in psychosozialer Hinsicht;
- verändern die eigene Identität, die bis zur Diagnose fest zugeschriebene Rolle;
- bewirken, dass innerhalb der Familie zur Aufrechterhaltung des Alltags häufig Rollenumschichtungen vorgenommen werden müssen;

- bewirken grundsätzlich, dass der Alltag mitunter aus den Fugen gerät;
- erschüttern die Stabilität und Planbarkeit des Lebens, weil die Entwicklung der Krankheit unkalkulierbar ist.

Chronisch krank sein bedeutet, sich von der **Verlaufsdynamik** seiner Erkrankung leiten zu lassen. Die Verlaufsdynamik bewirkt ein häufiges Auf und Ab, einen Wechsel zwischen akuten, krisenhaften und stabilen Phasen. Die Kontrolle über das eigene Leben wird erschwert.

Kontrollerhalt durch Krankheitsmanagement wird zu einer wichtigen Aufgabe und Kompetenz der Betroffenen (Haslbeck/Schaeffer 2007, S. 86).

Durch die beschriebenen Auswirkungen chronischer Krankheiten kann von einem Bruch im bisherigen Lebenslauf gesprochen werden. Dieser Bruch stellt eine sensible Phase im Lebensprozess dar. Er wird von Betroffenen als Ungewissheit in der Lebensgestaltung beschrieben. Die erworbene Gesundheitsstörung entsteht durch Disharmonie zwischen den plötzlich neuen Anforderungen innerhalb der psychischen, physischen und sozialen menschlichen Systeme und ihrer Umwelt (Hurrelmann 2009, S. 290).

Die Veränderungen durch chronische Krankheiten und damit das Erleben stellen sich je nach Lebensphase unterschiedlich dar. So nehmen Kinder oder Jugendliche das Vorhandensein ihrer Erkrankung anders wahr als Erwachsene oder ältere Menschen. Auch geschlechtsspezifische Unterschiede und die soziale oder kulturelle Herkunft zeigen differenzierte Ausprägungen im eigenen Erleben (Schaeffer 2009, S. 10).

Eine weitere Auswirkung chronischer Erkrankungen stellen die als lange und **belastend empfundenen Suchbewegungen** innerhalb des Gesundheitsversorgungssystems dar. Viel wertvolle Zeit vergeht, bis der/die richtige Ansprechpartner*in oder, nach langem Warten, die endgültige Diagnose gefunden wurde. Durch den nicht immer linearen Verlauf einer chronischen Erkrankung findet man aber auch Unter-, Über- oder Fehlversorgung, nicht immer wird die Betreuung in einer bedarfs- und bedürfnisgerechten Form durchgeführt.

Als soziales Problem wird **Ambiguität** beschrieben. Damit ist eine Doppeldeutigkeit im Krankheitsverlauf gemeint: Auf der einen Seite sind die Betroffenen krank, andererseits aber für ihre Umwelt als gesund oder zumindest bedingt gesund zu betrachten. Chronische Krankheiten können für das soziale Umfeld kaum merklich verlaufen. Dann aber kommt es zu einer Verschlechterung, Autonomie und Selbstversorgung werden eingeschränkt – das alles vor dem Hintergrund der Unkalkulierbarkeit. Somit ist den Betroffenen kein klares Rollenbild zugeschrieben.

Ist der/die Betroffene jetzt als gesund, als phasenweise gesund oder als krank einzustufen?

Chronisch Kranke, aber auch ihr Umfeld, müssen mit der Ambiguität umgehen lernen; trotzdem befinden sie sich in einer diffusen, nicht eindeutigen Rollensituation (Haslbeck/Schaeffer 2007, S. 86 f.).

Zyklische Herausforderungen und Lebensbewältigung stehen in starker Wechselwirkung. Jeder der beiden Aspekte löst Stresssituationen aus. Wie Einzelne und ihr Umfeld auf die Diagnose der Chronizität reagieren, hängt von Vorerfahrungen in zurückliegenden Krisensituationen und von den vorhandenen und nutzbar gemachten Ressourcen ab (Saylor/Yoder 2002, S. 28).

Hürden im Krankheitsverlauf tauchen als Ausdruck von **Multidimensionalität** auf und umfassen

a) physische,
b) finanzielle,
c) zeitliche und
d) psychosoziale Dimensionen.

Ad a: Physische Dimensionen

Physische Dimensionen entstammen häufig den Medikamenteneinnahmen bzw. -interaktionen, die am Anfang einer Therapie teilweise sehr ausgeprägt zu finden sind. Aber auch während langer Einnahmedauer können sie, etwa durch das Auftreten von Medikamentennebenwirkungen, als negativ empfunden werden.

Ad b: Finanzielle Dimensionen

Medikamentöse Behandlungskosten können dann extrem hoch werden, wenn Therapien zu Medikamenteninteraktionen führen, welche ihrerseits wieder behandelt werden müssen. Nicht nur finanzielle Kosten entstehen dabei.

Ad c: Zeitliche Dimensionen

Auch zeitliche Kosten werden auf Patientenseite als große Herausforderung angesehen. Die Betroffenen benötigen Zeit und Geld, um Behandlungsmöglichkeiten zu planen und zu organisieren, welche nicht im nahen Umfeld ihres Wohnortes liegen (Sav et al. 2013b, S. 668). Eine Studie berichtet vor allem von Familien mit chronisch kranken Kindern, die unter erheblichem Zeitdruck stehen. Der Zeitdruck wird noch erheblich verstärkt, wenn die Kinder über lange Zeit zu Hause gepflegt und betreut werden (Ziaian et al. 2006, S. 598).

Einige belastende Faktoren des Krankheitsmanagements, wie Zeitverluste durch Medikamenteneinnahme oder das Behandlungsmonitoring, können objektiv gemessen werden. Betroffene und deren Familien stellen aber kein homogenes System dar. Das bedeutet, dass subjektive Aspekte des Behandlungsaufwandes während der Erkrankung durch unterschiedliche Faktoren mitbeeinflusst werden.

Ad d: Psychosoziale Dimensionen

Schwer zu quantifizieren sind Schuld, Angst und Hoffnungslosigkeit. Der subjektive Glaube an den Nutzen oder die schädliche oder abhängig machende Wirkung von Medikamenten ist mit einer erhöhten Belastung für die Betroffenen verbunden.

Obwohl eine große Anzahl an möglichen Behandlungslasten identifiziert wurde, bleiben diese vonseiten der betreuenden Personengruppen oft unbemerkt. Das bekannte Wissen muss mit der Biografie der Betroffenen, der Erkrankung selbst, der therapeutischen Behandlung, der Unterstützung durch die Familie oder andere unterstützende Netzwerke in Verbindung gebracht werden (Sav et al. 2013b, S. 666). Allein das **Geschlecht** lässt bereits differenzierte Rückschlüsse auf Belastungen zu. Sowohl in der eigenen Erkrankung als auch in der Rolle eines Caregivers, z. B. in der Betreuung eigener chronisch kranker Kinder, erleben sich Frauen als mehr belastet. Ebenso lässt sich eine direkte Verbindung zwischen Alter und Belastung ableiten. Ältere Menschen fühlen sich durch eine Behandlung ihrer Erkrankung stärker belastet als jüngere.

Komorbidität, das gleichzeitige Vorhandensein mehrerer Erkrankungen, gilt ebenso als Determinante erhöhter Belastung im Krankheitsmanagement. Vornehmlich psychische Krankheiten wie Angststörungen oder Depressionen können mit einem hohen Belastungslevel in Verbindung gebracht werden. Behandlungscharakteristika, wie die Anzahl der einzunehmenden Medikamente, aber auch die Umstellung von Medikamenten, werden als Bruch in der Behandlungskontinuität wahrgenommen. Auch dieser Umstand wird als merkliche Belastung verstanden.

Das **Health Care System** als Anbieter einer professionellen Versorgung kann ent-, aber auch belasten. Wenige, nicht transparente oder widersprüchliche Informationen verunsichern und verhindern den wichtigen Beziehungsaufbau während der Betreuungsphasen. Aber auch lange Anfahrtswege, verbunden mit Zeit und dem Strapazieren der finanziellen Ressourcen, wirken sich auf den Beziehungsaufbau zwischen Caregiver und Betroffenen nicht unbedingt positiv aus.

Unterschiedliche Herausforderungen im Verlauf einer chronischen Erkrankung ziehen unterschiedliche Konsequenzen während des Behandlungsverlaufes nach sich. Erwähnt seien an dieser Stelle schwache Adhärenz, schlechterer verbleibender Gesundheitszustand, ineffektive Nutzung der Ressourcen und negative Health Impacts.

Adhärenz bezeichnet das wünschenswerte „Commitment", mit den therapeutischen Vorgaben vonseiten der Gesundheitsprofessionen übereinzustimmen, und wird an anderer Stelle im Zusammenhang mit förderlichen Faktoren im Krankheitsmanagement diskutiert (siehe S. 141–143).

Die folgende Grafik soll die **Multidimensionalität und Komplexität** einer chronischen Erkrankung nochmals abbilden.

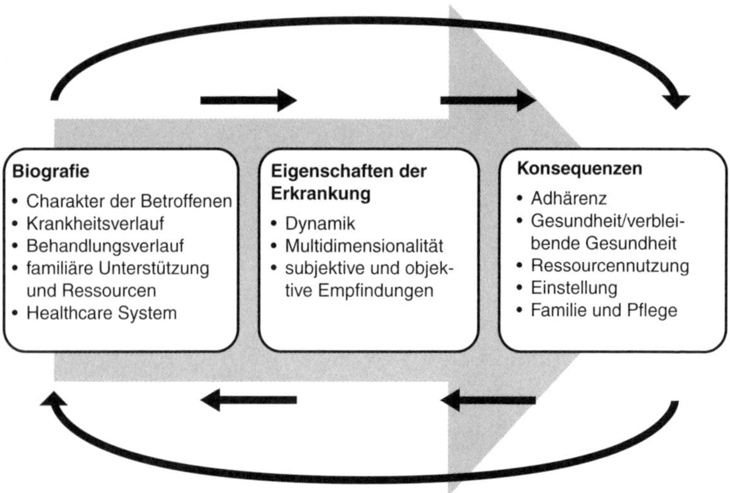

Abb. 2: Vorgeschichte, Kennzeichen und Konsequenzen der Krankheitsbelastungen („Attributes, antecedents, and consequences of treatment burden", Sav et al. 2013a, S. 320)

Um den dynamischen multidimensionalen und phasenhaften Verlauf einer chronischen Krankheit zu verstehen, braucht es gute theoretische Gerüste, die Antworten auf unerwünschte Herausforderungen im Krankheitsverlauf geben.

Chronisches Kranksein kann somit als soziales Phänomen betrachtet werden (Corbin/Hildebrand/Schaeffer 2009, S. 70).

Forschung bietet eine wichtige Komponente, um Auswirkungen und Herausforderungen im Krankheitsverlauf sichtbar zu machen. Theoriebildung soll das Wissen der im Gesundheitswesen tätigen Personen im Umgang mit Chronizität stärken. Das, was durch Forschung erschlossen werden kann, beeinflusst die Wahrnehmung, das Verständnis und dadurch den Umgang mit den Betroffenen und deren Familien. Versorgungsmodelle müssen den Fokus auf die Gesamtsituation der Betroffenen legen. Benötigt werden somit systemisch-familienzentrierte Ansätze, damit die familiäre Komponente mehr in den Fokus der Betreuung rücken kann (Saylor/Yoder 2002, S. 44).

Teil III
Theorie- und Modellbildung im Zusammenhang mit Chronizität

4 Nutzen von Pflegetheorien im Zusammenhang mit chronischen Erkrankungen

Oft wird von Studierenden nach der Sinnhaftigkeit und Nutzbarmachung von Theorien gefragt: Theorien seien kompliziert aufgebaut, schwer verständlich und kaum in die Praxis zu integrieren. Dem ist entgegenzuhalten, dass **Theorieentwicklung in der (Pflege-) Wissenschaft** eine Möglichkeit darstellt, **Wissen für die Praxis zu generieren**. Theoretische Konzepte können für die Betreuung von Menschen mit chronischen Erkrankungen als Grundlagen eines theoriegeleiteten und damit begründbaren Handelns herangezogen werden. Um Patient*innen und ihre Angehörigen individuell und bedürfnisgerecht zu versorgen, sind sowohl evidenzbasierte Ergebnisse als auch klinische Expertise notwendig. Die Produktion von Wissen in Form neuer Erkenntnisse trägt zur Etablierung und Professionalisierung akademischer Disziplinen bei. Das so produzierte Wissen gelangt über Studienergebnisse, Konzepte und Theorien in die Praxis (Shaha/Käppeli/Schnepp 2013, S. 13). Fundiertes gesundheitsrelevantes Wissen in Form von Theoriebildung kann als aussagekräftiger Indikator für den Professionalitätsgrad der Gesundheitsberufe angesehen werden. Durch die Theorieentwicklung zu chronischen Krankheiten kann sich das Gesundheitswesen den veränderten demografischen, epidemiologischen und versorgungsstrukturellen Bedingungen anpassen.

Durch die veränderte Wahrnehmung der Patientenrolle werden Elemente der Partizipation und des Selbstmanagements eingefordert. Auch hier macht sich die Forderung nach theoretischer Aufarbeitung geltend (Moers/Schaeffer/Schnepp 2011, S. 349). Zu nennen sind Theorien mittlerer und kleiner Reichweiten, die Ergebnisse induktiv, situations- und zielgruppenrelevant darstellen sollen. Als Beispiel zur Darstellung chronischer Krankheiten seien genannt:

- Corbin und Strauss, die aus interaktionistischer[1] Sicht heraus den Krankheitsverlauf mit ihrer Krankheitsverlaufskurve beschrieben haben;
- ein Modell zum Krankheitserleben von Patient*innen in Verbindung mit ihren Angehörigen und Copingmechanismen (Morse/Johnson 1991);
- Grypdonck (2005), die ein Modell zur Orientierung im Lebensentwurf entwickelte.

Auch in der deutschsprachigen Pflegewissenschaft finden sich Publikationen zu relevanten Phänomenen, die überblicksmäßig einen theoretischen Einblick geben:

- Chronischer Schmerz: Herausforderungen für die Versorgungsgestaltung und Patientenedukation (Müller-Mundt 2005);
- Pflegekonzepte: Phänomene im Erleben von Krankheiten und Umfeld (Käppeli 1997);
- Forschungsergebnisse zum Krankheitserleben, Krankheitsbewältigung ausgewählter chronischer Erkrankungen am Beispiel der multiplen Sklerose (Hellige 2002);
- Der Patient als Nutzer: Krankheitsbewältigung und Versorgungsnutzung im Verlauf chronischer Krankheit (Schaeffer 2004).

---

1 Interaktionismus bedeutet, eine persönlichkeitstheoretische Position einzunehmen. Menschliches Erleben und Verhalten lässt sich nur aus der Kombination von Persönlichkeit und Situation vorhersagen. Interaktion bezeichnet das wechselseitige Aufeinander-Einwirken von Akteur*innen oder Systemen.

Forschungsfragen oder Themen (welche auch in diesem Lehrbuch dargestellt werden) sind der Umgang mit einem komplexen Medikamentenregime (Haslbeck 2010) oder eine systemische Sichtweise chronischer Erkrankung, die zu einer Ausweitung des Forschungsinhaltes hin zu den Angehörigen führt. Nicht nur belastende Elemente für Angehörige werden sichtbar gemacht, sondern auch Interaktionen und Verläufe innerhalb der Systeme (Metzing 2007).

Die Namen und Schwerpunkte der Forschungsinhalte, Fragestellungen und Ergebnisse lassen sich fortsetzen. Trotzdem fehlen immer noch empirische Daten zum Krankheitserleben oder zum Bewältigungshandeln. Diese Ergebnisse dienen einerseits als Wissensgrundlage, andererseits zur theoretisch gestützten Interventionsentwicklung.

Viele Fragen ergeben sich aus den veränderten demografischen, sozialen und versorgungsstrukturellen Bedingungen. Die Wissenschaft hat noch keine ausreichenden Antworten auf Fragen wie:

- „Was bedeuten längere Lebenszeiten und höhere Selbstmanagementanforderungen?"
- „Gibt es ein wachsendes Armutsproblem durch die Zunahme chronisch Erkrankter und wie wirkt sich das auf unsere Gesellschaft aus?"
- „Die Rolle der Pflegenden in einer sich demographisch und epidemiologisch verändernden Gesellschaft" (Moers/Schaeffer/Schnepp 2011, S. 351).

Um diese und mehr Fragen beantworten zu können, müssen grundlegende Erkenntnisse zu Problemen und Bedürfnissen der Betroffenen gewonnen werden. Zu diesem Zweck bedient man sich häufig der Interventionsforschung. Die Hinwendung zur Interventionsforschung ist begrüßenswert, wenn die Intervention auf einem fundierten Grundlagenwissen aufbauen kann. Das ist meist allerdings nicht der Fall. **Evidenzbasierung**, d.h. das wissenschaftliche Begründen von Ergebnissen, beschränkt sich überwiegend auf die Überprüfung der Wirksamkeit einer Intervention und beruht auf dem naturwissenschaftlichen Denken mit dem ihm zugrundeliegenden quantitativen Forschungsansatz (RCTs/Randomised Control Trials). Menschliche Bedürfnisse können im Zusammenhang mit Pflegebedürftigkeit oder chronischen Krankheiten jedoch nicht alleine aus quantitativem Datenmaterial, das aus Interventionsstudien stammt, abgeleitet werden.

Zur optimalen Versorgung chronisch kranker Menschen lassen sich beispielhaft folgende Aufgaben der Theoriebildung zusammenfassen (Moers/Schaeffer/Schnepp 2011, S. 357):

- eine theoretische Generalisierung von Forschungsergebnissen mit der Darstellung der gewonnenen Daten, welche zur weiteren Verwendung in Forschung, Lehre und Praxis eingesetzt werden können (Metaanalysen);
- das Schaffen von Verbindungen gesundheits- oder pflegewissenschaftlich gewonnener Daten, welche sich mit ähnlichen Fragestellungen beschäftigt haben;
- ein stärkeres Einbinden von Patientenperspektiven;
- ein rasches Aufgreifen neuer, oft demografisch, aber auch gesellschaftlich bedingter Fragestellungen zu chronischen Krankheiten (beispielswiese Migration, chronisch kranke, ältere Migrant*innen, Veränderung der Patientenrolle).

4.1 Das Trajektmodell als Vertreter einer interaktionstheoretischen Perspektive

Im Zusammenhang mit der Theoriebildung zu chronischen Krankheiten muss sich der Diskurs jener Theorien vom biomedizinischen

Ansatz abheben. Der Schwerpunkt liegt weniger auf der Krankheit selbst, sondern auf den durch die chronische Krankheit entstehenden subjektiven Konsequenzen. Diese wiederum prägen das Krankheitserleben und den Umgang mit der Krankheitssituation im Alltag (Schaeffer 2009, S. 16).

Die Anfänge der pflegewissenschaftlichen Theoriebildung liegen in den 1960er- und 1970er-Jahren, oft stark geprägt von der strukturfunktionalistischen Betrachtung von Krankheit. Die zwischenmenschlichen und persönlichen Empfindungen von Krankheit oder Pflegebedürftigkeit standen nicht im Vordergrund.

Der Soziologe Talcott Parsons betrachtet soziale Systeme als sich selbst erhaltende Strukturen. Er beschreibt Gesundheit als einen gesellschaftlichen erwünschten Zustand, Krankheit hingegen als dysfunktional und eben nicht erwünscht. Gleichzeitig nehmen Kranke eine gesellschaftliche Sonderstellung ein, welche zu ihrem Schutz dient und ihnen einen vorrübergehenden Kompetenzverlust erlaubt. Dieser wird in der **Kranken- und Patientenrolle** sichtbar:

- Therapievorschläge gilt es einzuhalten, um nach Wiedererlangung der Gesundheit den alten Rollenverpflichtungen wieder nachzukommen;
- Gesellschaftlich wird eine Wiedereingliederung in den ursprünglich funktionalen Zustand angestrebt.

Diese Sichtweise spielgelt ein Verständnis von Krankheit wider, das sich an Akuterkrankungen orientiert. Diesem Ansatz stellt sich die **interaktionstheoretische Perspektive** in der Theorieentwicklung entgegen. Gesellschaften bestehen aus unzähligen sozialen Interaktionen der beteiligten Menschen. In vielen soziologischen Theorien gilt die Interaktion als die Grundeinheit sozialen Verhaltens.

Merkmale interaktionstheoretischer Ansätze
• Die subjektive Realität des Kranken wird bedacht, ebenso die Tatsache, dass eine chronische Krankheit nicht zur Genesung führen muss; • dementsprechend hat auch die Kranken- und Patientenrolle keine vorübergehende Stellung; • charakteristisch für den interaktionstheoretischen Theoriediskurs ist auch die variierende Größe von Gesundheit und Krankheit, die beide im Leben der Einzelnen nicht statisch existieren.

Tab. 2: Merkmale interaktionstheoretischer Ansätze

Aus diesem dauerhaft geprägten Zustand entwickeln sich gesellschaftliche und soziale Diskriminierungen bis hin zu Stigmatisierungsprozessen durch Vorurteile, Stereotypisierungen und Etikettierungen (Saylor/Yoder 2002, S. 172; Schaeffer 2009, S. 17). Einer der wichtigsten Vertreter der interaktionistischen Perspektive ist Anselm Strauss mit dem von ihm entwickelten **Trajektkonzept**:

Der Schlüssel für Veränderung liegt in neuen Versorgungsmodellen, die sich von Krankheitsmodellen der Akutversorgung unterscheiden. Sie eröffnen dadurch einen neuen Zugang zur optimalen Patientenversorgung und sind geprägt durch ein neues Verständnis von Partizipation und Selbstmanagement sowie – das ist wesentlich! – durch einen **familienzentrierten Ansatz** (Curtin/Lubkin 2002, S. 44).

Um Verständnis für einen interaktionistischen Ansatz zu haben, braucht es Denkmuster, die sich in der Selbstmanagementförderung wiederfinden. Selbstmanagement zeigt jene Kompetenzen von Betroffenen auf, die Mitgestaltungspotenziale und Eigenkompetenz in der Behandlung chronisch Kranker betonen. Diese Sichtweise steht im Kontrast zur passiven Rolle der Kranken.

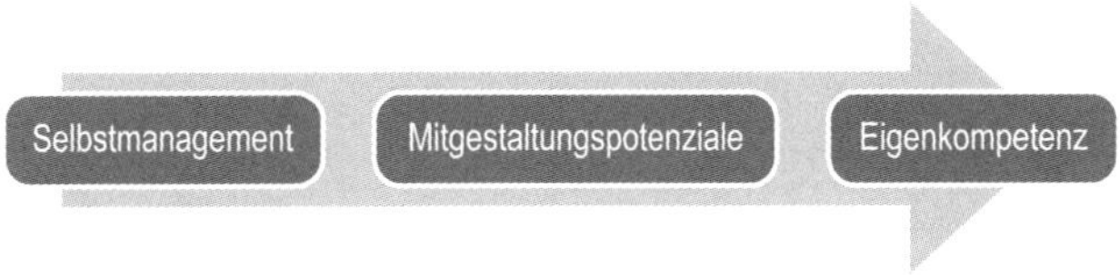

Abb. 3: Perspektivenwechsel durch das Trajektmodell im Zusammenhang mit chronischer Erkrankung

Das von Glaser und Strauss entwickelte und von Corbin und Strauss weitergeführte Konzept baut auf einem **Perspektivenwechsel** auf. Typisch sind folgende Fragestellungen:

- Wie nehmen Betroffene die Situation wahr?
- Wie gehen sie mit der Krankheitssituation um?
- Welche Interaktionsprozesse laufen ab, damit Bewältigung oder Reintegration in das bisherige Leben möglich ist?

Es handelt sich hier um ein **ganzheitliches Bezugspflegemodell**, welches bei schweren Krankheitsverläufen die Biografie der chronisch Erkrankten und deren soziales Umfeld miteinbezieht. Die Gesundheitsprofessionen sollen die Betroffenen in ihrer Selbstständigkeit und Selbstbestimmung fördern und sie befähigen, ein möglichst stabiles und „normales" Leben zu führen.

Glaser/Strauss erkannten bereits in den 1960er- und 1970er-Jahren, dass chronisch Kranke nicht nur auf ihre Kranken- oder Patientenrolle zu reduzieren, sondern als handelnde Akteur*innen wahrzunehmen sind. Das 1975 erschienene Buch „Chronic Illness and the Quality of Life" verschob die Betrachtungsweise einer chronischen Erkrankung hin zu ihrer Wahrnehmung als **mehrdimensionales Phänomen** und richtete den Fokus nicht auf eine einzelne Krankheit (Corbin/Hildebrand/Schaeffer 2009, S. 62).

Rasch stellte sich dann die Frage, wie Betroffene mit ihrer Erkrankung umgehen und wie sie ihre Situation erleben. Vor 40 Jahren und mehr war es ein radikaler Perspektivenwechsel, sich den Betroffenen in ihrem Erleben zuzuwenden! In den 1980er-Jahren wurden die Ergebnisse von Corbin und Strauss noch weiter verfeinert. Auf der Basis von qualitativen empirischen Untersuchungen konnten der Verlauf und die Bewältigung von chronischer Krankheit durch zwei Konzepte beschrieben werden.

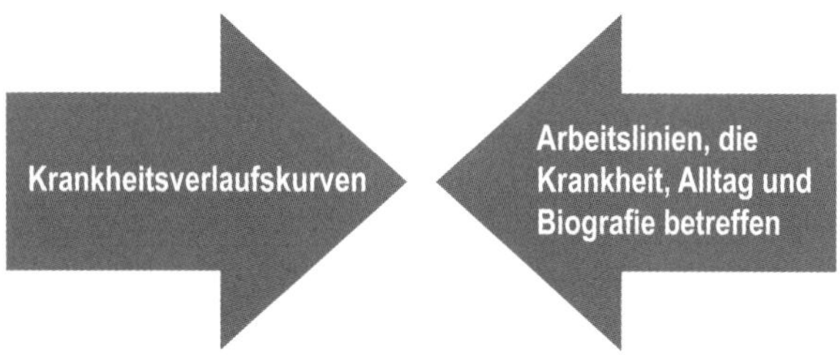

Abb. 4: Zentrale Konzepte des Trajekts

4.1.1 Phasenverläufe im Trajektmodell

Chronische Krankheiten verlaufen in phasenförmigen Kurven, in denen sich akute Krisen mit stabilen Phasen abwechseln, oder Restabilisierungsphasen von Destabilisierungsverläufen abgelöst werden. Die dargestellten Verlaufsphasen unterscheiden sich bei degenerativen Verlaufsformen im Vergleich zu chronisch progredienten Verlaufsformen. Der Verlauf geht aber immer ohne lineare, vorhersehbare Phasen vor sich und ist als *structure in process* zu verstehen – **unvorhersehbar und unkalkulierbar** (Corbin/Hildebrand/Schaeffer 2009, S. 64).

Jede Veränderung des Krankheitsverlaufes fordert von den Akteur*innen

- vielfältige Arbeitsleistungen;
- eine Neuadaptierung ihres bisherigen Handelns;
- eine „nicht enden wollende Arbeit“ (aufseiten der Betroffenen);
- sie besitzen eine nicht vorhersehbare Eigendynamik;
- sie sind als störanfälliges Geschehen zu verstehen.

Auch die aktive Rolle, welche die Betroffenen während der Gestaltung des Krankheitsverlaufes einnehmen, wird von Corbin und Strauss betont. Denn als Akteur*innen ihrer eigenen Gesundheit müssen die Betroffenen, trotz Mitwirkung und Unterstützung seitens der professionellen Gesundheitsberufe und eines sozialen Netzwerks, täglich eine Form von Arbeit leisten, die mit der Krankheit verbunden ist, und mit den Konsequenzen leben.

Der Beginn einer Suche nach den weitreichenden Konsequenzen, die eine chronische Krankheit für die Betroffenen mit sich bringt, hatte damit begonnen. Mit der Hinwendung zum Erleben rückte die Biografieforschung in den Vordergrund.
Das Trajektmodell weist zwei Kernelemente auf:

- die subjektive Realität;
- das aktive Handeln der Erkrankten.

4.1.2 Neue Grundgedanken im Krankheitsverständnis durch Trajekt und interaktionstheoretische Perspektive als Bedeutung für den Krankheitsverlauf

Glaser und Strauss bzw. Corbin und Strauss erkannten, dass eine chronische Krankheit keineswegs linear und gleichförmig abläuft.

Sie unterliegt temporären Schwankungen und Besonderheiten, die im Krankheitsverlauf unterschiedlich in Erscheinung treten können (Schaeffer 2009, S. 18 f.).

Strukturen sozialer Ordnungen und Systeme werden nicht als statisch/ruhend beschrieben, sondern als fluktuierend. Strauss vertritt, wie schon erwähnt, Prämissen des symbolischen Interaktionismus, der besagt, dass Handlungen, Handlungsweisen, Bedeutungen oder auch das Bewusstsein veränderbar sind. Diese Veränderungen müssen fassbar gemacht werden. Strauss fasst Überlegungen zusammen, die wesentlich für interaktionstheoretische Perspektiven des Modells sind:

- Ordnung bezieht sich auf vorhersehbare Ereignisse, Unordnung auf wenig oder nicht vorhersehbare Ereignisse (Corbin/Hildebrand/Schaeffer 2009, S. 56);
- das macht die Wechselhaftigkeit und das nicht kalkulierbare Auf und Ab chronisch Kranker deutlich;
- dadurch existiert keine gleichbleibende Krankenrolle bzw. kann diese nicht als statisch angesehen werden.

In den Vordergrund rückte erstmals die Darstellung eines nicht vorhersehbaren Krankheitsverlaufes.

„Trajekt" bedeutet im Englischen „Flugbahn eines Geschosses", bei dem die Richtung nicht vorhersehbar und bestimmten Einflüssen ausgesetzt ist.

Im Modell wird die Flugbahn als „Verlaufskurve" beschrieben. Der Begriff „Trajectory" wird von Strauss in doppelter Weise verwendet:

- zuerst wird die zeitliche Entwicklung eines Phänomens beschrieben;

- dann werden jene Interaktionen beschrieben, die zu einer Weiterentwicklung und einem Perspektivenwechsel der chronisch Kranken führen (interaktionstheoretische Perspektive).

Das Trajekt zeigt einen Krankheitsverlauf auf, der in unerwartete, nicht vorhersehbare Richtungen geht. Verstanden wird das als **Eigendynamik der Krankheit**. Das Modell konzentriert sich auf Einflussfaktoren, die dem Krankheitsverlauf erst Gestalt geben.

Im Rahmen ihrer jahrzehntelangen Forschungstätigkeit beobachteten und untersuchten Corbin und Strauss praktische Erfahrungen in der Pflege und Betreuung von Betroffenen mit unterschiedlichen Erkrankungen und erkannten, dass Krankheitsverläufe in Abhängigkeit der Erkrankung

- sehr unterschiedlich ablaufen können, aber
- doch in bestimmten Aspekten auch Gemeinsamkeiten aufweisen.

Die Gemeinsamkeiten sind Verläufe, die eine positive oder negative Richtung nehmen, stabil oder instabil sein können (Corbin/Strauss 2004, S. 187).

4.1.3 Phasenverläufe nach dem Trajektmodell

Im folgenden Abschnitt werden die Phasen des Trajektmodells dargestellt, die je nach Krankheit und Einflussfaktoren unterschiedlich ausprägt sein können:

1. **Vortrajekt:** Diese Phase umfasst die Zeit vor der Manifestation einer Krankheit. Es zeigen sich keine Krankheitsanzeichen. Erste Symptome können oft schwer gedeutet werden, führen bei Belastung aber zur ersten Kontaktaufnahme innerhalb des Versorgungssystems.

2. **Trajektbeginn**: Nach erster Konsultation mit dem Versorgungssystem erfolgen Abklärung und Diagnosestellung.
3. **Krise:** Häufig kommt es parallel zur Diagnosestellung zu einer krankheitsbedingten Krise, welche nicht mehr autonom durch die Betroffenen bewältigt werden kann. Krisen können lebensbedrohliche Zustände annehmen. Lebensbedrohliche Zustände benötigen Interventionen durch das Gesundheitssystem.
4. **Akut:** Krankheitssituationen verschlechtern sich, belastende, neue Symptome kommen hinzu, die eine ärztliche Konsultation und/oder auch eine stationäre Aufnahme notwendig machen.
5. **(Re-)Stabilisierung**: Durch Interventionen der Gesundheitsprofessionen gelingt es, einen stabilen Zustand wiederzugewinnen. Restabilisierungsphasen können weiterhin einen labilen Zustand darstellen. Trotzdem sind die Betroffenen bemüht, ihr Gleichgewicht wiederzuerlangen.
6. **Stabil:** Der Krankheitsverlauf mit seinen Auswirkungen kann unter Kontrolle gebracht werden. Trotz chronischer Krankheit können Betroffene einen stabilen Lebenszustand wiedererlangen.
7. **Instabil:** Unkontrollierte, sich verschlechternde Krankheitssymptome prägen diese Phase. Immer wiederkehrende instabile Phasen zeigen kein optimales Therapieregime oder eine stetige Verschlechterung der Erkrankung. Instabile Phasen können eine Krise auslösen, können aber auch wieder zu einer Restabilisierung führen.
8. **Abwärtsentwicklung:** Instabile Phasen erlangen keine erneute Stabilität. Der Krankheitsverlauf verschlechtert sich schleichend oder rasch fortschreitend. Das Ende eines Krankheitsverlaufes ist erreicht.
9. **Sterben:** Der Sterbeprozess hat begonnen.

Die Phasen chronischer Erkrankung lassen eine gewisse Ordnung erkennen, verlaufen aber nicht linear. Sie stehen in permanentem Wandel, variieren in Dauer und Ausprägung und sind nicht vorhersehbar. Der Krankheitsverlauf hat durch seinen oftmaligen Phasenwechsel einen spiralförmigen Charakter, mit Auf- und Abwärtsbewegungen, die kaum kalkulierbar sind. Die Nichtkalkulierbarkeit ihres Auftretens macht eine Kontrolle schier unmöglich.

Aus dem Phasenverlauf heraus lassen sich die **charakteristischen Belastungen** chronisch Kranker nochmals zusammenfassend ableiten:

- Unkalkulierbarkeit/Unvorhersehbarkeit
- Dauerhaftigkeit
- Kontrollverlust
- Ambiguität
- Mehrdimensionalität/Komplexität
- Rollenveränderungen
- Multimorbidität
- Über- und/oder Unterversorgung

Im Phasenverlauf des Trajektmodells finden sich die komplexen Charakteristika einer chronischen Erkrankung; man spricht hier von ihrer **Eigen- oder Verlaufsdynamik**. Komplexität meint hier, dass es neben physiologischen Funktionseinbußen auch zu psychischen, sozialen und biografischen Einbrüchen kommen kann, welche ihrerseits auf das Alltags-, Berufs- und Familienleben schwerwiegende Auswirkungen haben können.

In späteren Phasen treten häufig andere, gleichzeitig verlaufende Erkrankungen auf: Man spricht hier von **Multimorbidität.** Krankheitsfolgen oder aber auch Medikamentennebenwirkungen überlagern sich, die Betroffenen erfahren eine immer reduziertere Belastbarkeit und sind auf dauerhafte Fremdhilfe angewiesen. Ab diesem Zeitpunkt wird von Suchbewegungen oder auch von Versorgungskarrieren im Versorgungswesen gesprochen. Die Betroffenen müssen aus einer Instanzenvielfalt Hilfsangebote auswählen und organisieren, was möglicherweise zu einer Über- oder Unterversorgung führen kann. In allen Phasen des Krankheitsverlaufs ist die Inanspruchnahme von Unterstützung durch das Gesundheitswesen vonnöten (Corbin/Hildebrand/Schaeffer 2009, S. 64–67).

4.1.4 Bedeutung des Phasenverlaufs für den Krankheitsverlauf

Eine Phase der Normalisierung kann sich abwärts, zu einer instabilen Phase hin entwickeln. Gleichzeitig gibt es aber auch Krankheitsverläufe, die sich trotz progressivem Verlauf auf einem bestimmten Niveau einpendeln und doch noch eine stabile Phase erreichen. Es gilt zu betonen, dass nicht nur die medizinischen Parameter für einen auf- oder absteigenden Krankheitsverlauf ausschlaggebend sind, sondern auch, ob Kranke das Gefühl der Verschlechterung oder der Stabilisierung selbst erleben! Die Verlaufskurve und nicht die Krankheit selbst muss in der Begleitung und Betreuung durch Berufsgruppen der Gesundheitsversorgung erkannt werden. Wird die Dependenzlinie (siehe Abb. 5) nach oben hin durchbrochen, bedeutet das, dass die Patient*innen die Unterstützung des Gesundheitssystems bis hin zu institutionellen Versorgungseinrichtungen benötigen. Das hat für die Patient*innen in der Regel eine Aufnahme in ein Akutkrankenhaus zur Folge, um die Krise bzw. die instabile Situation zu beherrschen. Ziel ist es natürlich, die stabilen Phasen im Sinne eines Selbstfürsorgemanagements zu erhalten. Das geht mit einem zum Teil hohen Arbeitsaufwand für die Betroffenen einher.

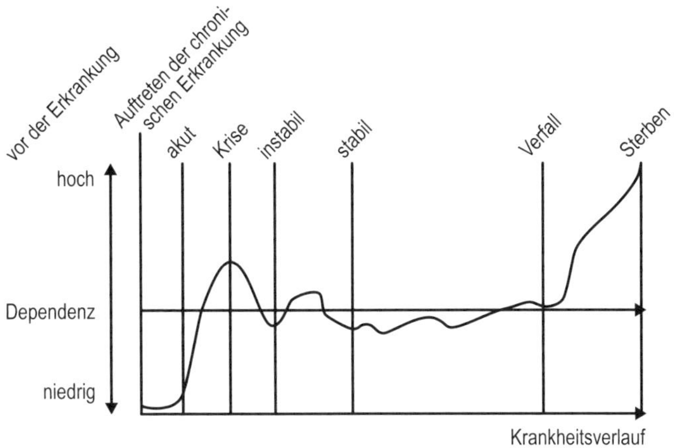

Abb. 5: Phasen der Krankheitsverlaufskurve nach Corbin/Strauss (zit. nach Spöthe 2008, S. 29)

An einem Beispiel sollen die Komplexität und Arbeit, die die Betroffenen leisten müssen, veranschaulicht werden:

Krankheit wird in der Regel über Symptome wahrgenommen. Entsprechend der Symptome wird reagiert bzw. therapiert. Weniger wahrgenommen wird, welche Auswirkungen das Symptom auf das Leben oder den Körper der Betroffenen hat (was ein Grund für das Entstehen einer Körperbildstörung ist: Die Veränderung des Körpers infolge der Symptome wird oft nicht oder stark zeitverzögert wahrgenommen. Modelle chronischer Krankheit beziehen Stellung zu diesen Phänomenen, die abseits der eigentlich messbaren Symptome liegen).

Der Begriff „Verlaufskurve" im Zusammenhang mit dem Trajektmodell verweist auf eine aktive Rolle der Betroffenen, in der sie an der Gestaltung des Krankheitsverlaufes teilnehmen müssen/sollen. Für diese aktive Mitgestaltung ist „Arbeit“ in unterschiedlichen Bereichen des Lebens vonnöten.

Neben der Darstellung unterschiedlicher Phasenverläufen haben Corbin und Strauss noch einen weiteren sehr wichtigen Punkt berücksichtigt: Wenn die Krankheit der Betroffenen in Verlaufsphasen eingeteilt wird, stellt sich die Frage, welche Arbeit notwendig ist, um den Prozess der Krankheitsbewältigung aktiv mitzugestalten.

Bewältigungshandlungen und Interaktionen der Kranken, kurz **Arbeit** genannt (**Symptomarbeit**, **Alltagsarbeit** und **Biografiearbeit**), stellen die von Corbin & Strauss beschriebenen **Arbeitslinien** dar.

Die Arbeit, die zur aktiven Mitgestaltung notwendig ist und bei Erfolg zur Bewältigungsoptimierung einer Krankheit beitragen kann, bezieht sich auf die Gesamtorganisation. Um einen Krankheitsverlauf zu einem optimalen Ende zu bringen, wird Arbeit „verordnet“: Aufgaben werden gefordert und aufgeteilt. Welche Arbeitstypen fallen an? Welche biografischen Prozesse fördern oder hemmen den Krankheitsverlauf? (Corbin/Strauss 2004, S. 187 f.)

Im Falle des Trajektmodells kommt hier das theoretische Konzept der Arbeitslinien zum Tragen.

4.1.5 Arbeitslinien nach dem Trajektmodell

„Unending work and care“

Zwei Konzepte werden von Corbin und Strauss immer wieder betont: **Arbeit** und **Verlaufskurve**.

Damit die Folgen der Krankheit aus der Innenperspektive beschrieben werden konnten, bedurfte es erstmalig der Darstellung des Bewältigungshandelns der einzelnen Kranken. Bewältigungshandeln ist neben der Darstellung des Phasenverlaufes das zweite Kernkonzept des Trajektmodells.

Die notwendigen Anstrengungen im Krankheitsverlauf und der Erhalt des Gleichgewichts zwischen Alltagsleben, medizinscher Versorgung und persönlicher Anpassung entsprechen Arbeits- oder Koordinationsleistungen (Corbin/Strauss 2004, S. 109).

> ⓘ Egal wie diese Anstrengungen konstruiert, aufrechterhalten oder im Einzelfall gelingend umgesetzt werden: durch das individuelle Handeln der Betroffenen entstehen Arbeitslinien.

Arbeitslinien werden in Bezug zu Krankheit, Biografie und Alltagsleben von den Betroffenen selbst gestaltet. Jeder Arbeitstyp umfasst verschiedene Aufgabenbündel. Die Arbeit einer von chronisch obstruktiver Lungenerkrankung (COPD) Betroffenen beinhaltet vielleicht, dass die Erkrankte mehrmals täglich Inhalationsmedikamente einnehmen muss. Die Medikamente bewirken möglicherweise eine Sekretmobilisierung und damit verbundene Atemübungen. Dies muss in die Alltagsroutine integriert werden. Verlaufskurven unterliegen ebenso wie das Alltagsleben häufig Schwankungen. Routinearbeiten können möglicherweise nicht mehr ausgeführt werden, an ihre Stelle rücken Handlungen zur Krisenbewältigung.

4.1.6 Beispielhafte Darstellung einer Arbeitslinie zur Alltagsbewältigung

Ein Betroffener geht zur Arbeit, nimmt mehrmals täglich Medikamente ein, muss vielleicht 1x/Woche in physikalische Therapie und 3x/Woche ein Bewegungsprogramm durchführen. Gewisse Handlungen erweisen sich als flexibel, andere müssen zu fix vorgegebenen Zeiten mit höherem Aufwand durchgeführt werden.

Alltagsarbeit bedeutet:
- Umgang mit krankheitsbezogenen Einschränkungen im Beruf
- Umgang mit krankheitsbedingten Einschränkungen in der Freizeit
- Einsatz von Hilfsmitteln

Krankheitsarbeit bedeutet:
- Krankheitswissen, Kenntnis über phasenhafte Krankheitsverläufe
- Symptomkontrolle
- Medikamenteneinnahme
- prophylaktische Maßnahmen

Biografiearbeit bedeutet:
- Rollenverständnis
- Wohlbefinden
- Umgang mit Stress

Aus den Arbeitslinien ergeben sich möglicherweise notwendige Beratungsthemen, die die Akteur*innen im Gesundheitswesen planen und durchführen. Aus Evaluierungen von Beratungstätigkeiten konnte sichtbar gemacht werden, dass unter den Beratungsformen die Krankheitsarbeit im Vergleich zur Alltags- oder Biografiearbeit mit 43% eine deutliche Dominanz aufweist (Hüper/Hellige 2012, S. 143–146). Das bedeutet wiederum, dass die Betroffenen mehr Zeit und Energie auf jene Anpassungsstrategien verwenden müssen (oder wollen), die für sie einen direkt spürbaren Zusammenhang mit der Erkrankung haben.

Merkmale einer stabilen Krankheitsverlaufskurve

Diese Phase ist geprägt durch das Aufrechterhalten eines inneren Gleichgewichts zwischen den vorher genannten Arbeitslinien (Alltags-, Biografie- und Krankheitsarbeit) durch einen im Moment unveränderten Krankheitszustand. Alle notwendigen Arbeitslinien zur Stabilisierung müssen aber *kontinuierlich* durchgeführt werden. Häufig erkennt man nicht, welches Ausmaß an Zeit, Kraft und Ausdauer erforderlich ist, um den gegebenen Zustand möglichst lange aufrechtzuerhalten. Betroffene müssen auch in einer stabilen Phase mit körperlichen Einschränkungen rechnen und ihr Leben dahingehend anpassen (Corbin/Strauss 2004, S. 230–233). Welchen Bezug die Arbeitslinien zum Alltag haben, wird im Folgenden kurz dargestellt.

- „Wie kann ich mich um 15 Uhr mit Freunden treffen, um essen zu gehen, wenn ich wegen meines Diabetes schon mittags essen muss?"
- „Wie kann ich den Zug, der in Kürze abfährt, noch erreichen, wenn ich durch rasches Gehen Atemnot bekomme, aber gleichzeitig weiß, dass ich, wenn ich den Zug nicht erreiche, auch zu spät zu meinem Arzttermin komme?"

Anhand dieser kleinen Beispiele wird deutlich, wie rasch Arbeitslinien aus ihrem Gleichgewicht geraten könnten.

Voraussetzung für die Stabilität einer Arbeitslinie

- Die Betroffenen müssen innerhalb ihrer Arbeitslinien **Routinen** entwickeln, damit das erstrebte Gleichgewicht und damit auch das Wohlbefinden beibehalten werden können. An dieser Stelle macht sich wieder ein belastendes Merkmal chronischer Erkrankung deut lich – die mangelnde Planbarkeit oder Unkalkulierbarkeit des aktuellen Zustandes. Während eines ausbalancierten Zustandes können trotzdem Komplikationen eintreten und sich die Symptome verstärken.
- Das bedeutet, auch Interventionen entwickeln und umsetzen zu müssen, um wieder zur üblichen Routine zurückzufinden.

- Krankheit darf, muss aber nicht immer im Vordergrund stehen. Die Bedeutung der Erkrankung hängt stark von den Begleitumständen, der sozialen Unterstützung oder auch den eigenen biografischen Plänen ab.

Die eigenen Grenzen zu akzeptieren, sich mit der Erkrankung abzufinden oder neue Lebensmittelpunkte auszuhandeln, fordert viel biografische Arbeit. Ziel einer stabilen Phase soll sein, die Erkrankung oder Behinderung in dieser Phase zu erhalten und trotzdem aktiv am Leben teilzuhaben.

> ⓘ Konsequente Arbeit in allen Arbeitslinien ermöglicht eine Aufrechterhaltung der stabilen Phase, allerdings mit Verlagerungen oder dem Umlernen von Routinen.

Das Nicht-loslassen-Können bisher gewohnter Routinen kann von relativ geringer Bedeutung sein, etwa nur ein kurzes Gefühl des Unwohlseins auslösen, es kann aber auch zu schwerwiegenden Gesundheitskomplikationen führen.

Was hier dargestellt werden soll, ist die Tatsache, dass „Stabilität" nicht nur durch die richtige Therapie oder Behandlung aufrechterhalten werden kann. Wenn das Gleichgewicht fragil ist, ist es unabdingbar, in allen Arbeitslinien Adaptionen vorzunehmen, weil Erfolg und Misserfolg in der Krankheitsarbeit trotzdem sehr eng nebeneinanderliegen.

In stabilen Phasen soll den Arbeitsprozessen genügend Aufmerksamkeit geschenkt werden, um Komplikationen, die den Krankheitsverlauf destabilisieren könnten, zu vermeiden (Corbin/Strauss 2004, S. 260).

Wenn chronische Krankheiten stabil sind, werden Gesundheitsprofessionen selten in die Versorgung eingebunden. Trotzdem sollten sich die Gesundheitsprofessionen verdeutlichen, was chronisch Erkrankte leisten müssen, um diesen erstrebenswerten Zustand aufrechtzuerhalten.

Wenn Akteur*innen des Gesundheitswesens sich dessen bewusstwerden, ist es eine logische Konsequenz, chronisch Kranke als aktive Partner*innen oder Co-Produzent*innen der eigenen Gesundheit im Gesundheitswesen anzuerkennen.

Merkmale eines instabilen Krankheitsverlaufs

Bevor eine nicht mehr umkehrbare Abwärtsbewegung beginnt, durchlebt ein chronisch kranker Mensch instabile Phasen, die sich in Häufigkeit, Dauer und Ausprägung der involvierten Körpersysteme stark voneinander unterscheiden können.

Instabile Phasen können auch wieder reversibel sein, sodass ein Zustand der Normalisierung neuerlich erreicht wird. Dennoch haben instabile Phasen als deutliches Merkmal einen starken Einfluss auf soziale Beziehungen, den Alltag und die eigene Biografie. Erkrankte müssen Schwerstarbeit leisten, um dennoch eine gewisse Ordnung aufrechtzuerhalten.

Instabile Phasen können nicht mit medizinisch akuten Phasen gleichgesetzt werden. In medizinischen Akutsituationen nehmen Betroffene eine Patientenrolle ein, welche es ihnen ermöglicht, das Leben zu verlangsamen; unter Umständen (je nach der Schwere der akuten Erkrankung) kann es kurzfristig auch zum völligen Stillstand kommen. Instabile Phasen chronisch Erkrankter können die eigene Existenz zerstören; trotzdem müssen Betroffene weiterkämpfen, um ihr Dasein in der momentanen Realität zu bewältigen (Corbin/Strauss 2004, S. 261–263).

Instabilität zeigt sich in drei wichtigen Mustern:

1. Das erste Muster beschreibt eine sonst stabile Verlaufskurve, welche durch eine plötzliche, aber reversible Phase durchbrochen wird (z. B.: eine sonst gesunde, schwangere Frau entwickelt einen Gestationsdiabetes).
2. Das zweite Muster verdeutlicht einen progredienten Krankheitsverlauf, in dessen Rahmen sich aber keine Stabilität mehr einstellt. Dennoch muss es durch die Instabilität nicht zu akuten Phasen kommen. Somit kann eine stationäre Versorgung meist ausbleiben (z. B.: chronische Herzinsuffizienz).
3. Das letzte und dritte Muster zeigt einen plötzlichen Krankheitsbeginn, oft in Kombination mit anderen Komplikationen, welche nichts mit dem primären Krankheitsbeginn gemeinsam haben, aber trotzdem zu einer weiteren Destabilisierung führen können (z. B.: plötzlich auftretendes schweres Asthma mit kurz darauf einsetzenden Depressionen) (Corbin/Strauss 2004, S. 278).

4.1.7 Aufgabenbereich der Praktiker*innen und Möglichkeiten der Umsetzung des Trajektmodells

Der praktische Nutzen des Modells soll zum tieferen Verständnis der Krankheitsbewältigung beitragen.

Die **Vorstellung** des einzuschlagenden Weges und der damit verbundenen Arbeit wird als **Verlaufskurvenentwurf** bezeichnet, eine bereits **präzise Planung** als **Verlaufskurvenplan**. Krankheitsverlaufskurven haben unterschiedliche Verläufe und werden erst durch ihren Phasenverlauf konkret.

Zum Aufgabenbereich der Praktiker*innen soll es gehören, Krankheitsverläufe zu erkennen und die Reaktionen der Betroffenen zu berücksichtigen (Corbin/Strauss 2010, S. 61). Die Umsetzung des

Modells in der Praxis kann durch einen **vertrauensvollen Beziehungsaufbau** gelingen, indem den Betroffenen und ihrem sozialen Umfeld beispielsweise die Möglichkeit gegeben wird, Gefühle zuzulassen und diese auch aktiv anzusprechen.

Der Beziehungsaufbau kann der Pflegeperson durch „Kongruenz", „Wertschätzung" und „empathisches Verstehen" gelingen, welche die drei **Kernelemente der klientenzentrierten Gesprächsführung** nach Carl Rogers darstellen. Der vertrauensvolle Beziehungsaufbau führt bei den Patient*innen zu einer **Selbstexploration** (Weinberger 2013, S. 19–22). Das bedeutet, dass chronisch Kranke über ihre emotionalen Einstellungen, Wünsche oder Ziele zu sprechen beginnen und ihnen dies möglicherweise neue Lösungsmöglichkeiten in ihren Arbeitslinien aufzeigt.

Der Schlüssel der Umsetzung des Trajektmodells findet sich in der Kommunikation. Die Kenntnis des Phasenverlaufes beschreibt auch Momente, in denen Patient*innen zur Aufrechterhaltung ihrer Stabilität für **Informations- und Beratungsinhalte besser zugänglich** sind.

Die Implementierung des Trajektmodells ist bestenfalls durch eine Umsetzung innerhalb des Pflegeprozesses möglich. Gerade bei chronischen Krankheiten ist eine kurzfristige Evaluation der Situationseinschätzung immer wieder notwendig, da die Pflegeinterventionen infolge der Schwankungen im Krankheitsverlauf häufig der Situation angepasst werden müssen.

Durch dieses Konzept wird erstmals die Perspektive der Erkrankten in den Mittelpunkt gerückt. Erkrankte werden daher als aktive Partner*innen in ihrer Krankheitsbearbeitung angesehen.

Das bedeutet für die Schritte des Pflegeprozesses, dass auch hier ein Miteinander gelebt werden muss:

- die Pflegeperson oder andere im Gesundheitswesen tätige Personen greifen nur steuernd und gestaltend in den Pflegeprozess ein;
- das Einbeziehen der betroffenen Kranken setzt eine gemeinsame Therapie- und Betreuungsgestaltung voraus;
- eine auf Interaktion und Aushandlung ausgerichtete Umgangsweise verlangt ausreichendes Wissen über die Erkrankung und mögliche Komplikationen.

Ziele und Behandlungsstrategien werden gemeinsam diskutiert, notwendige Entscheidungen gemeinsam mit dem behandelnden Team getroffen und umgesetzt *(interactive negotiative process* = Verhandlungs- und Aushandlungsprozess). Die professionellen Akteur*innen im Versorgungssystem müssen dazu ihr möglicherweise vorhandenes (paternalistisches) Rollenverständnis anpassen und sich als unterstützende Assistenz sehen *(supportive assistance)*. Die Rolle eines *care givers* tritt in den Hintergrund (Corbin/Hildebrand/Schaeffer 2009, S. 69) und paternalistisches Rollenverständnis wird durch *shared decision making* abgelöst; Entscheidungen sollen von den Kranken erschlossen, verstanden, mitgetragen und genutzt werden (Schaeffer 2017, S. 53).

Ein paternalistisches Rollenverständnis ist durch hierarchisch-autoritäre Elemente zwischen den Kranken und den in der Gesundheitsversorgung professionell Tätigen gekennzeichnet. Durch die zunehmende Mündigkeit der Patient*innen kann dieses Rollenverständnis als nicht mehr zeitgemäß und unpassend angesehen werden und wird seit einiger Zeit durch die Auffassung des *shared decision making* abgelöst.

Das Wissen über mögliche Verläufe der chronischen Erkrankung, das gemeinsame Einschätzen möglicher Interventionsmaßnahmen und die abgestimmte Planung und Koordination von Leistungen sind zentrale Elemente in der Umsetzung von *shared decision making* und können mit Care- und Case-Management gut umgesetzt werden. **Case-Management** ist als niederschwelliger, auf das Individuum ausgerichteter Lösungsansatz anzusehen. Er wird von unterschiedlichen Personen in verschiedenen Settings angewendet, um patientenorientiert und partizipativ die häusliche Versorgung von Kranken zu managen und zu organisieren (Ewers/Schaeffer 2005, S. 7). Case-Management zielt auf individuelle Lebensführung und Problembewältigung ab: Die Beteiligten (Kranke und im Gesundheitswesen Beratende) stimmen sich ab und treffen gemeinsame Vereinbarungen. Beratung orientiert sich an der Lebenswelt der Betroffenen. Betreuende klären, vermitteln und ermöglichen im Sinne eines *shared decision making* die Selbstleitung der kranken Person (Wendt 2011, S. 14).

Das Konzept des Case-Managements kann auf die besondere Bedarfslage chronisch Kranker reagieren, um gesundheitliche und/oder soziale Risiken, mit denen jene konfrontiert sind, zu überwachen. Ziel des Case-Managements ist es, das Versorgungsgeschehen so zu überwachen, dass es nicht zu Unter- oder Überversorgung kommt, um somit auch die Ausgaben eines Gesundheitsversorgungssystems zu reduzieren (Ewers 2005, S. 56).

Case-Management in der Pflege ist ein System pflegerischer Interventionen und Leistungserbringung, welches eine kostenwirksame und ergebnisorientierte Versorgung unterstützt (Ewers 2005, S. 57). Konkret bedeutet Case-Management im Verlauf einer chronischen Krankheit, dass die Akteur*innen ausgehend von einem individuellen Patientenfall ein Versorgungsschema erarbeiten. Versorgungsangebote werden geplant, koordiniert und evaluiert. Ziel ist es, die Versorgungsqualität komplexer Erkrankungsbilder zu verbessern (Ewers 2005, S. 7). Um eine kontinuierliche Versorgung der Kranken sicherzustellen, müssen Institutionen und Professionen sich vernetzen, um dadurch die beschriebene Gefahr einer Über- oder Unterversorgung zu minimieren. Dazu braucht es speziell **nichtärztliche Gesundheitsberufe**, die vor dem Hintergrund einer alternden Gesellschaft insbesondere die Versorgung chronischer Krankheiten durch präventive und rehabilitative Interventionen vorantreiben (Porzelt et al. 2016, S. 357).

Im Folgenden soll am Beispiel der Normalisierungsphase die praktische Auswirkung des Trajekts erklärt werden: Wenn sich die Situation nach einem akuten Schub zu stabilisieren beginnt, verlangt diese positive Entwicklung bestimmte Bedingungen, damit der stabile Zustand so lange wie möglich andauert. **Normalisierung** ist ein zum Positiven führender Weg zurück zu einem funktionierenden Leben, welches trotz vorhandener Einschränkungen als zufriedenstellend wahrgenommen wird (siehe Abb. 6).

Den Schlüssel der Umsetzung des Trajektkonzepts in der Praxis stellt, wie bereits skizziert, die Kommunikation dar. Gut umgesetzte Kommunikation hat einen positiven Einfluss auf die Aufrechterhaltung einer stabilen Phase.

Mit welchen elementaren Fragen könnten sich Gesundheitsberufe konfrontiert sehen?

- „Wie lange wird ein neuerlicher Rückfall andauern und werde ich der/die Verlierer*in sein?“
- „Ist die Krankheit oder Behinderung umkehrbar? Kann meine Zukunft besser werden als meine Gegenwart oder ist dieser Rückfall dauerhaft, meine Normalisierungsphase beendet?“
- „Welche Aktivitäten werde ich nie wieder, sehr eingeschränkt oder zum großen Teil wiederaufnehmen können?“
- „Wie sehr wird sich meine Zukunft verändern, hat sie noch Ähnlichkeit mit meinem jetzigen Leben?“

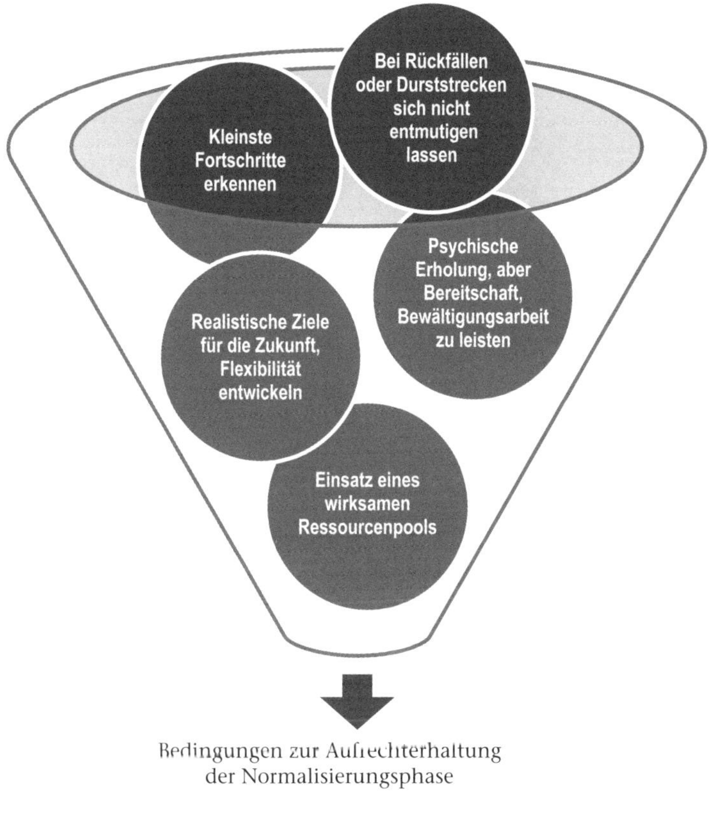

Abb. 6: Supportive Merkmale zur Aufrechterhaltung der Normalisierungsphase

Im Sinne des shared decision making soll auch der Frage nachgegangen werden, ob der/die Betroffene Familienmitglieder, Freund*innen oder Betreuer*innen miteinbeziehen möchte. Wenn ja, soll sich auch die Vertrauensperson aktiv in die Diskussion einbringen dürfen. Menschen sollen ermutigt werden, über das zu sprechen, was ihnen wichtig ist. Dafür ist es unumgänglich, eine verständliche Sprache zu verwenden. Das therapeutische Team muss sicherstellen, dass Betroffene und deren Vertrauenspersonen die ihnen zur Verfügung stehenden Informationen auch verstehen (NICE Guideline Shared decision making 2021, S. 9).

Obwohl es sich bei diesem Beispiel um eine stabile Normalisierungsphase handelt, wird deutlich, dass eine chronische Krankheit die kranke Person von der gesunden Person der Vergangenheit trennt. An dieser Stelle soll auf ein typisches Phänomen der Wandlung bei chronisch Kranken Bezug genommen werden – der veränderte Körper und das zerbrochene Selbstbild (Corbin/Strauss 2010, S. 63).

4.2 Ein Modell der Pflege chronisch Kranker von Mieke Grypdonck

Mieke Grypdonck ist eine niederländische Pflegewissenschaftlerin, die in den 1990er-Jahren kritisch auf Versorgungsmodelle chronisch Kranker blickte, da sie immer noch sehr an die Bedürfnisse Akutkranker angelehnt waren. Ihr Anliegen war es, ein Modell nicht zu adaptieren, sondern es rein an den Bedürfnissen der Betroffenen auszurichten.

4.2.1 Positive und negative Sichtweisen chronisch kranker Betroffener – ein Modell von Mieke Grypdonck

Die Hauptaussage des Modells beruht auf zwei Betrachtungsweisen chronisch Kranker, die Grypdonck aus einer Reihe von Beobachtungen ableiten konnte. Sie geht in erster Linie *nicht* von der Tatsache aus, dass chronisch Kranke verschiedene Aufgaben des täglichen Lebens nicht mehr selbst erfüllen können.

Der Zugang, den Grypdonck wählt, ist daher kein defizitorientierter!

Auch Orems Selbstfürsorgetheorie, bei der Unterstützung in der Bewältigung der Aktivitäten des täglichen Lebens im Mittelpunkt steht, wird von Mieke Grydonck nicht zentral aufgegriffen.

Grypdonck geht mit einer funktionalistischen Betrachtungsweise nicht konform. Sie orientiert sich am „Erleben der Betroffenen"!

Der Unterschied zu beispielsweise **defizitorientiertem Pflegehandeln** (Pflegepersonen sorgen dafür, dass die Aufgaben, die das Leben stellt, mit professioneller Hilfe bewältigt werden können), liegt darin, dass es um die Bedeutung der Krankheit für die Betroffenen geht. Ohne diese Bedeutung zu kennen, können wir uns der Wirklichkeit nicht nähern (Grypdonck 2005, S. 18).

Eine wichtige Aussage von Grypdonck lautet, dass Pflegetheorien nicht endgültig sind, sondern einen Prozess darstellen, der sich ständig weiterentwickeln, die Situation der Kranken aber nach Möglichkeit im Jetzt verbessern soll.

4.2.2 Zwei Arten, auf Krankheit zu reagieren

Eine wichtige Prämisse für Gesundheitsberufe ist es, dass Interventionen am Erleben und an den Erfahrungen der Betroffenen angelehnt werden müssen. Die Krankheit ist ein wesentlicher Teil des Lebens – **aber eben nur ein Teil!**

> ⓘ Betroffene bleiben Menschen – mit Wünschen, Vorstellungen und Abneigungen. Sie werden nicht zur Erkrankung selbst!

Die Betreuung und Begleitung eines chronisch kranken Menschen ist auf sein Leben ausgerichtet und nicht nur auf die physiologischen Auswirkungen der Krankheit.

Es gibt zwei verschiedene Arten, auf eine Erkrankung zu reagieren:

Positive Sichtweise	Negative Sichtweise
Freude am Leben	Große Unzufriedenheit mit dem gesamten Leben
Krise als Ereignis, das überwunden werden kann	Unfähigkeit, die Krise als ein zu bewältigendes Ereignis zu sehen
Erreichen kleiner, selbst gesteckter Ziele	Keine selbst bestimmten Ziele
Management der eigenen Erkrankung	Große Erwartungshaltung an professionelle Beteiligte, mit der Erkrankung umzugehen und sie zu managen
Das Leben wird an die Einschränkungen angepasst	Verluste und Einschränkungen werden beklagt
Kein durchgehendes Krankheitsgefühl	Starkes Krankheitsempfinden, die Krankheit durchdringt alle Bereiche des eigenen Lebens und das der Familie

Positive Sichtweise	Negative Sichtweise
Optimismus, Eigeninitiative	Pessimismus, Passivität
Gemeinsames Absprechen des therapeutischen Regimes und große Akzeptanz der Empfehlungen	Große Unzufriedenheit mit der Versorgung

Tab. 3: Positive und negative Sichtweise der Erkrankung

An einem Beispiel kann die **zweiseitige Sichtweise** gut dargestellt werden: Ein Rollstuhl ist für Betroffene mit positiver Einstellung zur Krankheit eine Möglichkeit, wieder mobiler zu werden, am Leben wieder aktiv und sicherer teilhaben zu können. Eine negative Sichtweise bedeutet aber, dass die Verwendung eines Rollstuhles die Behinderung oder Einschränkung sichtbar macht. Der Rollstuhl wird mit Stigmatisierung oder Scham in Verbindung gebracht. Außerdem wird die Verwendung des Rollstuhls nicht als Erleichterung des Alltags und Verbesserung der Sicherheit empfunden, sondern als Angewiesensein auf ein Hilfsmittel, welches wiederum stark einschränkend erlebt wird.

Warum Menschen entweder eine eher positive oder eine eher negative Sichtweise einnehmen, ist nicht geklärt. Viele Aspekte der Persönlichkeitsstruktur (vgl. Kap. 5.2 Resilienz), ihre Ressourcen oder das Alter können mitbestimmend sein.

Kapitel 6 beschäftigt sich mit einer zentralen Aufgabe chronisch Kranker – **dem Selbstmanagement**. Selbstmanagementfähigkeiten sind stark an eine positive Sichtweise gekoppelt.

Selbstmanagement ist ein Konzept, in welchem **Fähigkeiten und Fertigkeiten** beschrieben und in den Alltag der Betroffenen integriert werden. Das Gelingen oder Misslingen des Selbstmanagements ist durch ein Wechselspiel aus hinderlichen und förderlichen Faktoren determiniert. Jene Personen, die befähigt sind, ihre eigene Erkrankung selbst zu managen (positive Sichtweise), werden durch ihr begünstigendes Verhalten viel zum Gelingen beitragen können. Selbstwirksamkeit, Motivation und Stressbewältigung (positive Reaktionen auf die Erkrankung) beeinflussen dadurch auch Lebensqualität und Gesundheitszustand (Grey et al. 2015, S. 165).

4.2.3 Gründe für eine negative Sichtweise nach Grypdonck und das Handeln einer Pflegeperson

Gründe für eine negative Sichtweise sind nach Grypdonck (2005):

1. Trennung von Körper und Geist
2. Existenzielle Krise: Wo ist der Sinn des Lebens?
3. Unterstützung bis hin zu umfassendem Management des Alltags

Ad 1: Trennung von Körper und Geist

Die chronische Krankheit verändert die Sichtweise auf den eigenen Körper. Wenn das passiert, kann auch von einer Körperbildstörung gesprochen werden. Chronisch kranke Menschen erfahren ihren Körper als nicht optimal funktionierenden Teil, auf den sie sich auch nicht mehr verlassen können. Dieses Ereignis wird als Trennung von Körper und Geist empfunden: „Ich bin nicht krank, aber mein Körper ist es."

Eine Trennung von Körper und Geist kann aber auch dazu dienen, trotz einer Behinderung oder schweren Krankheit ein Gefühl der Ganzheit zu entwickeln. Man kann also nicht immer darauf schließen, dass dieses Empfinden sofort mit einer negativen Einstellung zum eigenen Körper verbunden ist.

Bedeutung für die Pflegeperson in der Interaktion

Pflegepersonen sollen Kranke und auch ihre Körper mit Achtung und als einzigartige Individuen behandeln: „Der Hirntumor von Zimmer 10 hat einen Namen!"

Gesundheitsberufe tragen möglicherweise zur Entfremdung vom Körper bei, da auch sehr intime Körperbereiche berührt werden müssen. Einfühlsames, wertschätzendes Vorgehen ist eine Voraussetzung, um die Körper der Kranken nicht als Objekte anzusehen.

Ad 2: Existenzielle Krise: Wo ist der Sinn des Lebens?

Die Erkrankung bringt nicht nur persönliche Verunsicherung mit sich, sondern auch finanzielle Schwierigkeiten bis zu existenziellen Krisen: „Wie sehr wird das Leben noch lebenswert sein?"

Der unvorhersehbare Verlauf der Erkrankung macht die Zukunft völlig ungewiss. Kranke planen nichts mehr für die Zukunft, denken auch nicht mehr über sie nach. Allerdings kann es auch passieren, dass sie an unrealistischen Ideen festhalten. Zum Beispiel: Ein Patient mit weit fortgeschrittener Parkinson-Erkrankung wird gefragt, ob der Umzug ins Pflegeheim für ihn eine gute Lösung war. Sein Zustand berechtigt nicht zu der Hoffnung, dass er wieder nach Hause gehen kann. Trotzdem antwortet er: „Ja, klar, es ist ja nur von kurzer Dauer!"

Chronisch kranke Menschen können existenzielle Krisen aber auch überwinden, indem sie ihrem Leben trotzdem einen Sinn geben bzw. indem sie darin wieder einen Sinn finden. Grypdonck hat aus ihren Interviews die Erkenntnis gewonnen, dass chronisch Kranke ihre Situation nicht akzeptieren wollen. „Akzeptanz" hat eine viel zu positive Bedeutung. Vielmehr müssen die Betroffenen lernen, nicht gegen die Krankheit zu kämpfen, sondern mit ihr zu leben. Die Erkrankung ist Teil ihres Lebens geworden – **aber eben nur ein Teil**. Sie müssen anerkennen, dass die Krankheit sie begleiten wird, und jene Energie finden, die ihrem Leben doch noch Sinn vermittelt (Grypdonck 2005, S. 25–27). Den Sinn unserer Existenz definiert jede/r Einzelne für sich selbst. Auch die Einstellung „Ich bin durch meine Erkrankung gewachsen, ich bin stärker geworden, vertraue mehr in meine eigene Kraft" bietet Möglichkeiten der Sinnfindung.

Bedeutung für Pflegepersonen in der Interaktion

Betreuende Personen sollten erkennen – und müssen anerkennen –, dass der Sinn im Leben der Kranken sich von der eigenen Sinnfindung unterscheiden kann. Wieder sind Akzeptanz und Wertschätzung vonnöten, um die Betroffenen als Menschen anzuerkennen, die selbst entscheiden. Es ist wichtig, die Betroffenen im täglichen Leben dort zu unterstützen, wo sie zu einer positiven Krankheitseinstellung kommen können.

Trotz aller Mobilisierung von Energie und positiver Einstellung zur Krankheit und zum Leben wird das Leben jedoch zunehmend komplizierter. Der Alltag erfordert immer mehr Planung und Mithilfe. Die körperlichen Voraussetzungen, Aktivitäten umzusetzen, nehmen ab.

Ad 3: Unterstützung bis hin zu umfassendem Management des Alltags

Manche Kranke verzweifeln an den Beschränkungen, welche ihnen durch die Erkrankung auferlegt wurden. Jede Aktivität des täglichen Lebens wird zu einem Problem, das alleine nicht mehr lösbar ist. Viele chronisch Kranke entwickeln jedoch ihre eigenen Strategien, um auch eine Lösung für diese Situation zu finden. Sie möchten wählen können, autonom in ihrer Entscheidungsfindung bleiben.

Bedeutung für Pflegepersonen in der Interaktion

Pflegepersonen müssen akzeptieren, dass Pflege- oder Therapieinterventionen abgelehnt werden dürfen, weil sie gerade jetzt nicht in die Tagesplanung der Betroffenen passen. Vielleicht möchte die Kranke jene Energie, die ihr noch zur Verfügung steht, für eine Tätigkeit aufheben, die ihr heute wichtig ist. Oder aber umgekehrt: Sie wählt eine Aktivität aus, die sie stark erschöpft. Sie kennt die daraus resultierenden, körperlichen Konsequenzen, nimmt sie aber an, weil sie es ihr wert sind.

In Grypdoncks Interviews zeigt sich, dass Pflegepersonen und Therapeut*innen oft wenig Verständnis für die autonomen Entscheidungen ihrer Patient*innen haben. Das **Leben des eigenen Lebens** und die Erfüllung der noch unerfüllten Wünsche der Kranken wird dadurch erschwert (Grypdonck 2005, S. 29).

Die drei genannten Aspekte können trotz Krankheit bei optimaler Unterstützung zu einer positiven Beurteilung des Lebens führen. Daraus ergeben sich zusammenfassend folgende Aufgabenbereiche der Pflege:

4.2.4 Vier Aufgabenbereiche der Pflege und Betreuung nach Grypdonck

1. Hilfe, um existenzielle Krisen zu überwinden;
2. Unterstützung beim Kampf des täglichen Lebens;
3. Management des therapeutischen Regimes,
4. Organisation von Pflege.

Ad 1: Hilfe, um existenzielle Krisen zu überwinden

Das Trajektmodell nach Corbin und Strauss beschreibt einen phasenhaften Verlauf chronischer Erkrankung, wodurch instabile Phasen das Gleichgewicht der Betroffenen negativ beeinflussen können. Die krisenhafte Situation kann durch niemanden verändert werden. Es ist aber nützlich, hilfreich zur Seite zu stehen und die Betroffenen zu motivieren, auch über ihre Gefühle zu sprechen. Angst, Verzweiflung und Trauer sind nur einige Gefühle, die von den Betroffenen mitunter schwer verbalisiert werden können. Häufig ist auch die Meinung, dass das Zeigen von Gefühlen ein Zeichen von Schwäche darstellt. Ganz im Gegenteil! Durch das Ansprechen und Zeigen von Gefühlen wird Pflegepersonen oft erst bewusst, was Betroffene in diesem Moment wirklich brauchen: jemanden, der zuhört, den/die Patient*in wahrnimmt, ihm/ihr beisteht. Diagnostisch-therapeutische Belange treten dann häufig in den Hintergrund. Nicht Mitleid wird erwartet, sondern Verständnis und Respekt. Die ehrliche Zuwendung „Ich verstehe Sie, ich verstehe auch, dass Ihnen die Situation Angst macht" bringt Vertrauen und einen kleinen Schritt voran, um die Krise zu überwinden.

Ad 2: Unterstützung beim Kampf des täglichen Lebens

Kampf um das tägliche Leben: Auch hier wird wieder eine Parallele, ein ähnlicher Gedanke wie beim Trajektmodell sichtbar. Chronisches Kranksein bedeutet Arbeit – Alltagsarbeit. Patient*innen sind Expert*innen ihrer Erkrankung, und sie entwickeln Kenntnisse über die beste Vorgehensweise während des Krankheitsverlaufs. Oft werden neue, für Betreuende scheinbar sinnvolle Veränderungen abgelehnt. **Veränderungen bringen Verunsicherungen mit sich!** Pflegepersonen und Therapeut*innen müssen das in ihrer Planung unbedingt berücksichtigen. Andererseits benötigen viele Betroffene professionelle Hilfe und profitieren durch diese Unterstützung. Alltagsgestaltung kann durch das Annehmen von professioneller Hilfe erleichtert oder optimiert werden. Die betreuenden Personen sind gefordert, ein hohes Maß an Kreativität und Flexibilität mitzubringen.

Nach einer schlaflosen, weil sehr schmerzhaften Nacht wird es den Betroffenen beispielsweise schwerer fallen als an anderen Tagen, selbst etwas zu tun, obwohl dies in der Pflegeplanung so vorgesehen ist. Es wäre falsch, wenn wir als professionell Pflegende an einem bestimmten Niveau zur Aufrechterhaltung der Selbstfürsorge starr festhalten würden. Nach einer schlaflosen Nacht kann es notwendiger sein, den Kranken mit dem Ermöglichen eines Bades Entspannung und Ruhe zu verschaffen, als die geplanten Interventionen durchzuführen.

Unterstützung muss den sich oft verändernden Bedingungen im Verlauf der Erkrankung angepasst werden. Instabile Phasen benötigen mehr Unterstützung durch Gesundheitsprofessionen, hingegen können diese sich während stabiler Momente auch wieder zurücknehmen.

Gemeinsames Absprechen des therapeutischen Regimes und Annahme der Empfehlungen durch die Kranken können ein positives Krankheitsempfinden unterstützen. Pflegepersonen und Therapeut*innen sollen die Betroffenen unterstützen, ihr gewünschtes Selbstmanagement zu erreichen, um eine autonome Lebensführung zu behalten. Das Leben wird an die gegebenen Einschränkungen angepasst!

Ad 3: Management des therapeutischen Regimes

Wenn im Zusammenhang mit chronischer Krankheit von Management gesprochen wird, meint Grypdonck, dass Patient*innen als autonome Personen angesehen werden sollen, die selbst Entscheidungen darüber treffen, wie das Management ihrer eigenen Erkrankung aussehen soll und ob die getroffenen oder vereinbarten Behandlungsziele überhaupt in ihr Leben hineinpassen. Somit schreibt auch Grypdonck, dass chronisch Kranke Selbstmanagementstrategien entwickeln müssen, um das therapeutische Regime in ihren Alltag integrieren zu können. Auch hier sollten professionell betreuende Personen unterstützend eingreifen, damit das gewünschte Selbstmanagement erreicht werden kann. Das richtige Maß an Förderung wird auch eine positivere Einstellung zur Erkrankung schaffen. Das Erreichen kleiner, selbstgesteckter Ziele fördert die Motivation, doch noch Sinn im Leben zu finden.

Ad 4: Organisation von Pflege

Grypdonck hat aus ihren Forschungsergebnissen abgeleitet, dass die erkrankte Person oder deren pflegende Angehörige Pflege mitkoordinieren sollten. Nur dann kann Pflege an die Bedürfnisse der Familie angepasst werden. Pflege entgegenzunehmen bedeutet für die Betroffenen immer ein Eindringen in ihren Privatbereich.

Starkes Krankheitsempfinden durchdringt alle Bereiche des eigenen Lebens und das der Familien der Betroffenen. Professionelle Helfende sollten Pflegeinterventionen sehr an den Bedürfnissen der Familien ausrichten: Was ist erwünscht, was soll angeboten werden? Auch die Tagesplanung der Betroffenen muss in hohem Ausmaß berücksichtigt werden, damit die Verluste und Einschränkungen nicht nur beklagt werden – verständlicherweise beklagt werden! Denn im Gesundheitswesen ist es nach wie vor üblich, dass chronisch Kranke für Hilfs- und Pflegeinterventionen zu Hause zur Verfügung stehen sollten. Auf die Privatsphäre oder die eigene Alltagsgestaltung wird – auch aus organisatorischen Gründen – nur bedingt Rücksicht genommen. Das Eindringen in die Privatsphäre ist einer der Gründe, warum sich viele Betroffene erst spät dazu entscheiden, professionelle Hilfe anzunehmen, obwohl der Unterstützungsbedarf schon vorher gegeben gewesen wäre.

Pflegepersonen müssen sich dessen bewusst werden, dass die Erkrankung eben nur ein Teil des Lebens der Betroffenen ist. Auch hier sind wieder Kreativität und Flexibilität der Pflegenden gefragt, um individuell auf die unterschiedlichen Bedürfnisse und die Komplexität des Lebens einzugehen. Dann kann das Leben an die Einschränkungen angepasst werden!

Kompetenzen der Gesundheitsprofessionen zur positiven Einflussnahme auf das Krankheitserleben

Grundvoraussetzung für die positive Einflussnahme auf das Krankheitserleben ist ein **patientenorientiertes Handeln**, welches hohe fachliche Kommunikationskompetenz voraussetzt.

Patientenorientiertes Handeln von Pflegenden, Ärzt*innen und Therapeut*innen ist an den Bedürfnissen und Erwartungen der Patient*innen ausgerichtet. Der Zustand der Patient*innen wird durch Beobachtung eingeschätzt und bewertet. Interaktion erfolgt durch Kommunikation mit den Patient*innen sowohl auf Sach- als auch auf Beziehungsebene.

Patientenorientierung bedeutet den Aufbau einer positiven Beziehung (Grypdonck 2005, S. 40; von Reibnitz/Sonntag/Strackbein 2017, S. 12–15). Vorweggenommen sei an dieser Stelle, dass es im Umgang mit chronisch kranken Menschen notwendig ist, die Patient*innen zu kennen, Vertrauen aufzubauen und sie zu ermutigen, über ihre Wünsche und Vorstellungen zu sprechen. In der Durchführung verlangt das ein hohes Maß an kommunikativen Kompetenzen im Rahmen des Beratungsprozesses.

Einblick in eine klientenzentrierte Kommunikationsform

Um chronisch Kranke effizient zu beraten, brauchen Gesundheitsprofessionen *keine* allwissenden Instanzen darzustellen, sie sollen stattdessen Entscheidungsprozesse lenken, Veränderungen initiieren und Selbstmanagementkompetenzen unterstützen. Die Orientierung an einer Person erfordert hier eine Erweiterung der Gesprächsführung im Sinne einer personenzentrierten Kommunikation. Voraussetzung für den dafür notwendigen Beziehungsaufbau stellt die personenzentrierte Gesprächsführung als eigener Beratungsansatz dar. Daher ist es wichtig, nicht nur die Belastungen der Betroffenen zu kennen, sondern sich ebenso mit Fähigkeiten auseinandersetzen, die die Situation entlasten. Diese Fähigkeiten von chronisch Kranken gilt es zu erkennen und gegebenenfalls zu unterstützen, damit Alltagsbewältigung durch chronische Krankheit erleichtert werden kann. Klientenzentrierte Kommunikation fördert das aktive Handeln der Betroffenen und setzt sich zum Ziel, die chronisch Kranken aktiv in das Krankheitsmanagement einzubinden. Lösungs- und Handlungskompetenzen im Sinne der Selbstmanagementförderung gilt es zu entwickeln.

Um klienten*zentrierte* Kommunikation zu verstehen, muss der Unterschied zu klienten*orientierter* Kommunikation verstanden werden.

Klientenorientierte Kommunikation	Klientenzentrierte Kommunikation
• Ganzheitliche Betrachtung • Orientierung an Wünschen, Bedürfnissen und Wertvorstellungen • Interventionen richten sich auf die Erfüllung der individuellen Bedürfnisse, Wertvorstellungen und Kognitionen (passives Handeln der Betroffenen)	• Kommunikatives Verhalten • Betrachten und Verstehen der Patient*innen in ihren Lebenszusammenhängen • Fördern von Handlungs- und Entscheidungsfindung (aktives Handeln der chronisch Kranken) • Patient*innen werden in ihrer Selbstkompetenz gefördert

Tab. 4: Unterschiede zwischen klientenorientierter und klientenzentrierter Gesprächsführung (von Reibnitz/Sonntag/Strackbein 2017, S. 17)

Klientenzentrierte Kommunikation umfasst alle Elemente klientenzentrierter Gesprächstechniken. Erwartungen wie im Kapitel „Unterstützung beim Kampf des täglichen Lebens“ (S. 82) und Gefühle sollen Berücksichtigung finden.

Einige konkrete Kommunikationsstrategien seien hier angeführt:

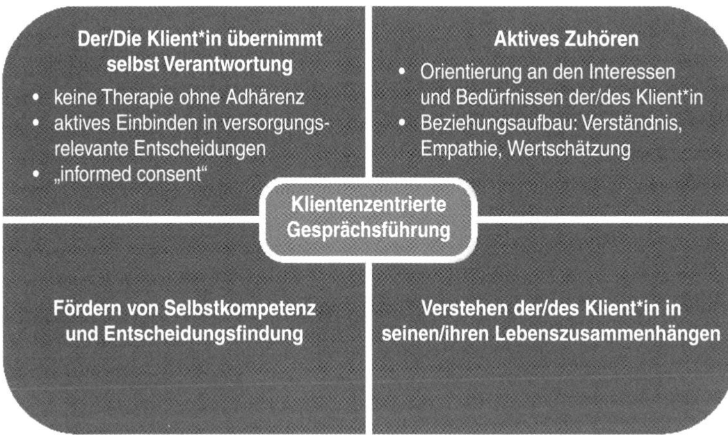

Abb. 7: Elemente der klientenzentrierten Gesprächsführung (von Reibnitz/Sonntag/Strackbein 2017, S. 17)

Viele Belastungen, die eine komplexe Erkrankung mit sich bringen kann, könnten durch ein **flexibles therapeutisches Angebot**, **Patientenpartizipation** oder auch **Autonomie** des Individuums optimiert werden. Auch das Fokussieren auf eine transparente Informationsweitergabe verspricht Respekt für Betroffene (von Reibnitz/Sonntag/Strackbein 2017, S. 55).

Die Bewältigung des Krankheitsverlaufes hängt noch von verschiedenen anderen einflussnehmenden Faktoren und Eigenschaften ab, die Betroffene mitbringen. Eine dieser Eigenschaften, die sich sehr positiv auf die Lebensumstände auswirken kann, ist die Resilienz, auf die in Teil IV, „Phänomene und Ausprägungen chronischer Erkrankungen“, vertieft eingegangen wird.

4.3 Familien- und umweltbezogene Pflege von Marie-Luise Friedemann

Auf der Grundlage der Theorie des systemischen Gleichgewichts hat Marie-Luise Friedemann das Konzept der familien- und umweltbezogenen Pflege entwickelt. Dieses beruht auf den Grundsätzen der Systemtheorie der Geistes- und Gesundheitswissenschaften.

Die theoretischen Überlegungen zu den Systemen haben sich vor allem in der universellen Supertheorie, der Systemtheorie, manifestiert. Als Systemtheorie werden Überlegungen bezeichnet, die das Funktionieren von Systemen und ihren Zusammenhängen erklären. Der deutsche Biologe Ludwig von Bertalanffy (1901–1972) erklärte in den 1950er-Jahren als erster Systeme, die sich von ihrer Umwelt abgrenzen, und Interaktionen inner- und außerhalb des Systems. Auch soziale Systeme unterliegen diesen Interaktionen. Bedeutende Vertreter dieser Theorie waren Talcott Parsons und schließlich Niklas Luhmann, der die Systemtheorie maßgeblich als Gesellschaftstheorie weiterentwickelt hat. Da die Familie als System betrachtet werden kann, stellt der systemische Ansatz auch im Bereich der Familientherapie bzw. in der familien- und umweltbezogenen Pflege ein schlüssiges Vorhaben dar. Der Begriff System kommt aus dem altgriechischen Wort sýstēma (σύστημα) und bedeutet „ein aus mehreren Einzelteilen zusammengesetztes Ganzes“.

Zu den Eigenschaften eines Systems zählen:

- eine hierarchische Ordnung;

- spezifische Eigenschaften;
- die gegenseitige Abhängigkeit der Systeme und Subsysteme.

Die pflegetheoretischen Überlegungen orientieren sich an den Metaparadigmen Umwelt, Mensch, Gesundheit und Pflege. Friedemann fügt hier aber das Metaparadigma Familie hinzu, um die Strukturen und Prozesse von jenen des Individuums zu differenzieren (Friedemann 2010, S. 23–25).

4.3.1 Umwelt

„Die Umwelt ist der unausweichliche Kontext, in dem sich die Menschen bewegen" (Friedemann 2010, S. 25).

Das Individuum selbst entscheidet, wer/was zum System und was zur Umwelt gehört. Innerhalb des Universums befinden sich alle Systeme in einem Zustand beständiger Veränderung. Friedemann bezeichnet es als Kongruenz, wenn alle Systeme aufeinander abgestimmt sind und sich in einer Art Gleichgewicht befinden. Alle Systeme der Erde unterliegen den terrestrischen Grundbedingungen von Zeit, Raum, Energie und Materie und werden durch deren Regulierung bestimmt (Friedemann 2010, S. 25–26).

4.3.2 Mensch

Der Mensch definiert seine Identität aufgrund der Beziehungen, die er mit den Mitmenschen, Gegenständen oder Institutionen der Umwelt eingeht. Diese Umwelt wird auf diese Weise gleichzeitig auch konstruiert. Ziel des Menschen ist es, ein angstfreies und sinnvolles Leben zu führen. In der Theorie des systemischen Gleichgewichts ist der bedeutendste Prozess des Menschen, neben Störungen Ängste abzubauen. Erst ein angstfreier Zustand ermöglicht es, Gesundheit zu erlangen. Dabei beschreibt Friedemann vier Ziele, auf die sich das menschliche Verhalten richtet: Stabilität, Wachstum, Regulation/ Kontrolle und Spiritualität. Um dies zu erreichen, nennt Friedemann vier Dimensionen möglicher Verhaltensweisen: Systemerhaltung, Systemänderung, Kohärenz und Individuation. Wenn die Ziele in geeignetem Ausmaß verwirklicht wurden, stellt sich ein systemisches Gleichgewicht ein und führt zu Kongruenz (Friedemann 2010, S. 26–28).

4.3.3 Gesundheit

Friedemann stellt das Konzept Gesundheit in ihren theoretischen Überlegungen an eine zentrale Stelle: Gesundheit ist für sie der Ausdruck von Kongruenz des menschlichen Systems. Für sie bildet Gesundheit den Kern des Erlebens und Empfindens und die Grundlage des Handelns. Eine körperliche Krankheit ist ein Zustand, der durch eine Systemstörung auf dem Niveau des organischen Subsystems hervorgerufen wird. Ein interessanter Aspekt dabei ist, dass Gesundheit auch in einem Zustand körperlicher Erkrankung gefunden werden kann. Das kennzeichnende Symptom fehlender Gesundheit ist die Angst, die durch Systeminkongruenz entsteht. Ein allgemeines Wohlgefühl dagegen ist das wichtigste Zeichen von guter Gesundheit (Friedemann 2010, S. 34).

Jeder Mensch empfindet und erlebt Gesundheit, somit ist sie Ausdruck der Kongruenz des menschlichen Systems. Da immer wieder Systemstörungen auftreten, ist ein perfekter Zustand auf Dauer nicht möglich. Nach Friedemann müssen die Konzepte von Gesundheit und körperlicher Krankheit getrennt betrachtet werden. Medizinische Behandlung und Pflege dient dabei der Krankheit. Beim Auftreten von ausgeprägter Angst reichen diese Ansätze jedoch nicht aus.

Es bedarf dabei aller Mittel, die persönliche Bereiche, Familiensphäre und Verbindungen zur Umwelt der kranken Person beinhalten und zu neuer Kongruenz führen (Friedemann 2010, S. 34–36).

4.3.4 Pflege

Für Friedemann ist Pflege eine Dienstleistung, die auf allen Systemebenen (Individuum, Interaktionssysteme, Familien, Organisationen, Gemeinden und Bevölkerung) anzutreffen ist. Pflege ist ein Prozess, der alle Dimensionen einbezieht und Spiritualität, gemeinsames Wachstum, Regulation/Kontrolle und Stabilität zum Ausdruck bringt (siehe Abb. 8) An diesem Prozess sind Pflegende und Pflegeempfänger*innen aktiv beteiligt. Ein wesentlicher Ansatz dabei ist, dass die Pflege eines Individuums immer die Familie und die Vernetzungen in der Umwelt miteinbezieht. Umgekehrt schließt auch die Pflege von Familien und Gemeinden, also größerer Systeme, die Individuen mit ein. Das bedeutet, dass individuelle Pflege und die Pflege der Familie kaum zu unterscheiden sind. Durch Pflege soll der Prozess, der das Streben nach Kongruenz ermöglicht, unterstützt und gewährleistet werden. Ziel dabei ist das Streben nach Gesundheit (Friedemann 2010, S. 48 f.).

4.3.5 Familie

Der Begriff Familie kann unter verschiedensten Perspektiven betrachtet werden. Das macht eine allgemeingültige Definition fast unmöglich. Die Familie stellt im Wesentlichen eine Einheit dar, die Struktur und Organisation besitzt und die sich von ihrer Umwelt abgrenzt (Köhlen/Friedemann 2016, S. 28). Die Familie ist ein System mit kleineren Einheiten, den Subsystemen. Sie besteht aus jenen Personen, die ein Individuum als seine Familie betrachtet, und ist nicht an direkte Verwandtschaft oder Blutsbande gebunden. Das ist ein wesentliches Merkmal der Familientheorie von Friedemann, die sich dadurch von anderen Definitionen, wie z. B. juristischen Begriffsbildungen, abgrenzt (Friedemann 2010, S. 39).

4.3.6 Familiengesundheit

Die Familiengesundheit umfasst dabei drei Kriterien. Eine Familie ist gesund, wenn:

1. in allen vier Prozessdimensionen (Stabilität, Wachstum, Regulation/Kontrolle und Spiritualität) gehandelt wird;
2. Kongruenz innerhalb der Familie sowie zwischen der Familie und der Umwelt besteht;
3. die Familienmitglieder wenig Angst empfinden und mit der Familie im Großen und Ganzen zufrieden sind (Friedemann 2010, S. 46).

Das Konzept des systemischen Gleichgewichts in der familien- und umweltbezogenen Pflege kann anhand eines Diagramms dargestellt werden:

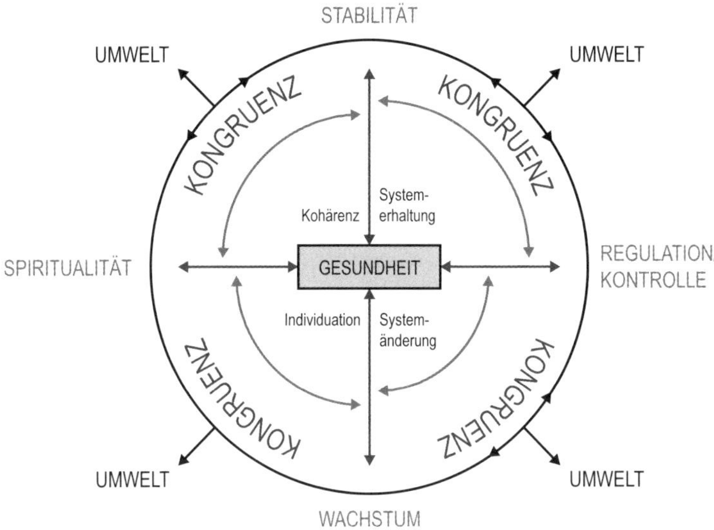

Abb. 8: Das systemische Diagramm (Köhlen/Friedemann 2016, S. 64)

4.3.7 Zieldimensionen

Friedemann beschreibt vier Grundprobleme als Auslöser von Angst bzw. Störung von Kongruenz (siehe Abb. 8): Stabilität, Wachstum, Regulation/Kontrolle und Spiritualität. Ein System muss folglich diese Probleme angehen, um Kongruenz zu erlangen bzw. wiederzuerlangen. Daher sind für sie diese vier Auslöser die Zieldimensionen:

- zu wenig Stabilität verursacht Angst vor dem Zerfall des Systems;
- zu wenig Wachstum erzeugt Angst vor Stagnation;
- zu wenig Spiritualität ist die Ursache von Einsamkeit und Sinnlosigkeit des Lebens und verursacht Angst;

- der Verlust von Kontrolle und Struktur verursacht Unsicherheit und Angst vor dem Ungewissen. (Köhlen/Friedemann 2016, S. 64)

Damit diese Ziele erreicht werden können, fasst Friedemann in vier Dimensionen mögliche Verhaltensweisen zusammen, nämlich folgende:

- Systemerhaltung: darunter versteht man Aktivitäten die dazu dienen, das System gesund zu erhalten;
- Systemänderung: eine Systemänderung ist das Ergebnis eines Individualprozesses und beinhaltet auch Prozessverarbeitung durch Akzeptanz und Anpassung;
- Kohärenz: darunter versteht man Individuen und Familien, deren einzelne Komponenten eine Ganzheit ohne Widersprüche bilden;
- Individuation: diese Prozessdimension beschäftigt sich mit dem „Werden“ eines Individuums, was durch viele Ereignisse, Erlebnisse und Begebenheiten beeinflusst wird. (Köhlen/Friedemann 2016, S. 72–81)

Das sind für Friedemann die Prozessdimensionen, die anhand von Handlungen beobachtet werden können. So können sich Betreuungspersonen in vielen Fällen auf diese Beobachtungen konzentrieren und Wissen über die Familien ansammeln (Köhlen/Friedemann 2016, S. 72).

Dabei lassen sich folgende Verhaltensweisen beobachten:

- Systemerhaltung und Kohärenz gehören zu Stabilität;
- Individuation und Systemänderung gehören zu Wachstum;
- Systemverhalten und Systemänderung gehören zu Regulation und Kontrolle;
- Kohärenz und Individuation gehören zu Spiritualität. (Köhlen/Friedemann 2016, S. 73)

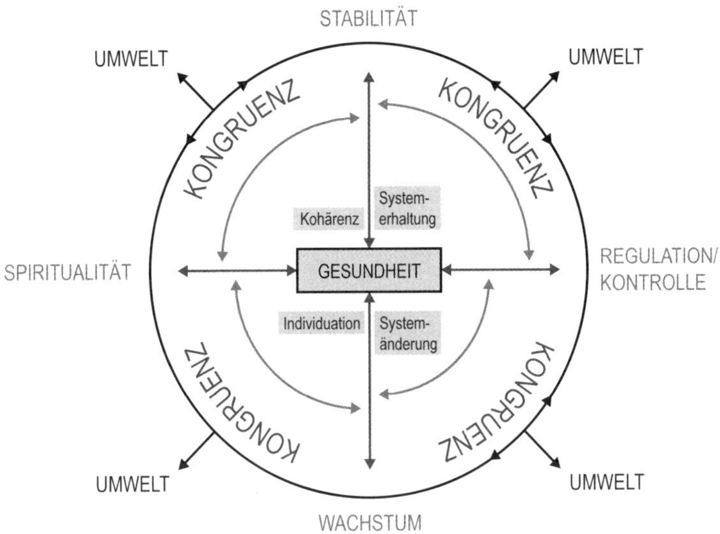

Abb. 9: Die Prozessdimensionen im systemischen Diagramm (Köhlen/Friedemann 2016, S. 72)

Wenn die Person die Ziele in einem für sie geeigneten Ausmaß erreicht hat, kommt es zum systemischen Gleichgewicht (Friedemann 2010, S. 26–28).

4.4 Das „Illness-Constellation-Modell" nach Morse und Johnson

Das Illness-Constellation-Modell von Morse und Johnson (1991) stellt einen prozesshaften Verlauf der Krankheit in vier Stadien dar und orientiert sich an der Symptomerfahrung und dem Erleben der Krankheit. Besonderes Augenmerk liegt aber auf den sozialen Kontakten zu An- und Zugehörigen und deren Beziehung zu den Betroffenen. Für Moers (1999) bildet das Modell „die Basis einer Verlaufskurve für das Erleben und Handeln von Betroffenen chronischer Krankheiten und ihrer Bezugspersonen“ (Moers et al. 1999, S. 167). Die Unterstützung von An- und Zugehörigen spielt in diesem Modell eine wesentliche Rolle. Wie in vielen anderen Phasenmodellen gilt auch hier, dass die Phasen nicht linear ablaufen, sondern ein Hin und Her bzw. Überspringen von Stadien möglich ist.

In den beschriebenen vier Phasen werden das subjektive Krankheitserleben und das Krankheitsverhalten der Erkrankten in Abhängigkeit und Wechselwirkung zu ihren nächsten An- und Zugehörigen gestellt. Wenn alle vier Stadien im Illness-Constellation-Modell angemessen durchlaufen werden, kann man individuell angepasstes Wohlbefinden, Akzeptanz und Anpassung an die Situation sowie Veränderungen für Betroffene und ihre An- und Zugehörigen erreichen:

- Uncertainty (Unsicherheit): Es treten Unsicherheiten auf, da erste Symptome erkannt werden.
- Disruption (Störung): durch die Mitteilung der Diagnose oder durch gesundheitliche Verschlechterung kommt es zunehmend zu einer Akzeptanz der Erkrankung. Gleichzeitig tritt durch einen Krankenhausaufenthalt eine Krise sowie im Zusammenhang damit das Gefühl von Kontrollverlust ein. Es entsteht sowohl eine Distanz zur eigenen Situation als auch Abhängigkeit von anderen Personen.
- Striving to regain self (das Streben, sich selbst zurückzugewinnen): Es kommt zu einer Auseinandersetzung mit Krankheit und zu einer Art Ursachenforschung (Warum ich?). Durch diese Beschäftigung mit sich selbst werden Selbstkontrolle und Gleichgewicht zunehmend wiederhergestellt, wird Selbstvertrauen getankt und werden Therapieentscheidungen aufmerksam verfolgt. Trotz der Situati-

onsverbesserung bestehen jedoch noch Unsicherheiten und Sorgen in Bezug auf die Zukunft und die Wiederherstellung.
- Regaining Wellness (Wiederherstellung): Das Streben nach Wohlbefinden bei Betroffenen sowie Zu- und Angehörigen steht in dieser Phase im Fokus (Fuest 1999, S. 224–228).

Ähnlich wie bei Friedemann werden Umfeld und Auswirkungen der Krankheit bzw. die Erfahrungen mit ihr erfasst. Der Fokus liegt in diesem Modell aber auf den Beziehungsstrukturen zwischen den Betroffenen und deren An- und Zugehörigen, jedoch nur aus der Sicht oder den Erlebnissen heraus, die zusammen mit den Betroffenen gemacht werden.

Die Gesundheitsberufe werden durch dieses Modell dazu angehalten, sich nicht nur an der Erkrankung und ihren Symptomen zu orientieren, sondern auch Strategien zu entwickeln, die Betroffene samt ihres Umfeldes dazu anleiten und dabei unterstützen, Selbstkontrolle zu erlangen. Diese Strategien können aber nur individuell angewandt werden und setzen ein Umdenken voraus insofern, als es notwendig ist, die Ressourcen der Betroffenen zu erkennen und zu fördern (Davies 2005, S. 95).

Neben den Beziehungsstrukturen wirken sich die Krankheitserfahrungen auf den Krankheitsverlauf, die Interaktionsmuster und die Rollenverteilung aus und bewirken Veränderungen im Alltagserleben. Dadurch kommt es zu einem Verlust an Normalität und zu Problemen beim Wiedererlangen des Ausgangszustandes (Fuest 1999, S. 225). Bei Betroffenen, deren Erkrankung progredient ist und einer Abwärtsspirale gleicht, ist dieses Modell nur begrenzt anwendbar. Die letzte Phase wird schwer zu erreichen sein, da Betroffene immer auf die erste und zweite Stufe zurückspringen oder überhaupt dort verharren.

4.5 Das Comfort Care-Konzept

Mit dem Begriff Comfort Care werden vor allem Therapie und Versorgung am Lebensende in Verbindung gebracht. Comfort Care ist ein Patientenversorgungsplan zur Verbesserung oder Erhaltung der Lebensqualität mit dem Fokus auf Symptomkontrolle, dabei insbesondere auf die Schmerzlinderung gerichtet. Palliative Care und Hospizarbeit werden daher oft mit diesem Begriff verknüpft, aber er hat auch unter anderem Relevanz bei der Versorgung von Menschen mit chronischen Krankheiten. Gerade bei progredienten und instabilen Verläufen, hoher Symptomlast, Leidensdruck und zermürbenden Krisensituationen hat Comfort Care eine zentrale Bedeutung. Das war aber nicht immer so. Florence Nightingale hat zwar schon 1859 in ihren „Notes on nursing" darauf hingewiesen, dass Patient*innen, die durch Pflegende Comfort erleben, bessere Chancen hatten, gesund zu werden:

„Es darf niemals aus dem Blick geraten, wozu Beobachtung dient: Sie dient nicht dem Sammeln von Informationen oder Fakten, sondern dazu, Leben zu retten, für Gesundheit zu sorgen und Comfort zu vermitteln." (Florence Nightingale 2015, S. 70)

Dennoch wurde vor allem durch die institutionelle Ausrichtung der Pflege Comfort lange als zweitrangig betrachtet. In den 1980er Jahren rückte die Förderung zur Selbstfürsorge für die Pflege in den Mittelpunkt. Comfort wurde dann als Ziel definiert, wenn es keine Heilungschancen für die Betroffenen gab und das Ende des Lebens in naher Zukunft einzutreffen schien. (Glaser und Strauss 1965)

Patricia Benner (1984) verwies auf die helfende Rolle der Pflegepersonen, um mit den Patient*innen schwierige Situationen mit möglichst viel Comfort zu meistern. Dazu beschreibt sie, dass neben den technischen Fertigkeiten auch die nicht-technischen Fertigkeiten, wie z. B. Berührung, zentral für die Pflege an sich und für Pflegeexpert*innen sind. Am Beispiel einer Intubation beschrieb sie die Comfort-Maßnahmen durch Berührung und Kommunikation und stufte die nicht-technischen sogar als wichtiger ein. „Wir hielten ihre Hand und sagten: Alles ist unter Kontrolle. Wir hatten das Gefühl, dass dies im Moment das Wichtigste für die Patientin war", schilderte eine Pflegeexpertin. (Benner 1984, S. 64)

In den 1990er Jahren hat die Pflegewissenschaftlerin Janice Morse (1992, S. 92) die Förderung von Comfort als den eigentlichen Zweck der Pflege bezeichnet, der sich an dem Erleben aus der Sicht der Betroffenen orientiert, anstatt nur Fürsorge („Caring") zu leisten, die sich primär auf das Handeln der betreuenden Personen bezieht.

> Comfort Care ist als ressourcenorientiertes Konzept zu verstehen, das im Zentrum eines Pflegeverständnisses zu denken ist.

Für Katherine Kolcaba (2014) ist Comfort ein Konzept, das für Patient*innen die richtige Maßnahme zur richtigen Zeit darstellt. Für sie ist Comfort das Herzstück der Fürsorge und die zentrale Idee in der Betreuung von Patient*innen. Comfort kann aber nur aus Sicht der Betroffenen beurteilt werden, da nur sie darüber entscheiden können, wann sich dieser positive Erlebenszustand eingestellt hat.

Kocaba bezeichnet ihre Ausführungen zu Comfort Care als eine middle range theory, also als eine Theorie, die leicht zu erfassen ist und hohen praktischen Nutzen hat. Ursprünglich wurde sie für die Pflege von Menschen mit Demenz entwickelt. (Kolcaba 1992) Daraus lässt sich schon die weitere Umsetzung für die Betreuung von Menschen mit chronischen Erkrankungen erkennen.

> „Die Comfort-Theorie entstammt der Pflege und entstand für die Pflege." (Kolcaba 2014, S. 63)

Grundlegend hat sich Kolcaba als Ausgangspunkt vier Fragen gestellt, die schlussendlich mit dem Begriff „Comfort" beantwortet werden:

- Was ist das Wesentliche unserer Pflegepraxis?
- Welche Hoffnungen machen wir uns in Bezug auf unsere Patient*innen?
- Was möchten wir für die Patient*innen erreichen?
- Wie können wir die Patient*innen beim Erreichen dieser Ziele unterstützen?

> „Comfort ist ein energiespendendes Erleben, wobei Bedürfnisse nach Linderung, Behaglichkeit und Transzendenz in vier Erlebensbereichen (physisch, psychospirituell, sozial und umgebungsbezogen) erfüllt werden." (Kolcaba 2014, S. 34)

Comfort ist ein wünschenswerter Zustand für die Betroffenen und wird von Kolcaba in drei Arten eingeteilt:

- Linderung: Ein spezifisches Bedürfnis der Patient*innen konnte befriedigt werden
- Behaglichkeit: Patient*innen empfinden Ruhe und Zufriedenheit
- Transzendenz: Patient*in schafft es, sich von Problemen und/oder Schmerzen zu distanzieren

Die Trennung der drei Arten voneinander ist oft nicht ganz eindeutig und die Grenze vor allem zwischen Linderung und Behaglichkeit fließend. Wo das Ergebnis schließlich ansetzt ist im Grunde nicht so von Bedeutung, wenn es zu einer Erleichterung und Entspannung für die Patient*innen beiträgt.

Das Erreichen dieser wünschenswerten Zustände wird in vier Bereichen des Comfort-Erlebens beschrieben:

- Physisches Comfort-Erleben: bezieht sich auf Körperempfindungen, Homöostaseprozesse, Körperabwehr … physischer Schmerz gilt als der größte Comfort-hemmende Faktor.
- Psychospirituelles Comfort-Erleben: beruht auf dem Selbstempfinden, auf Identität und spiritueller Bezogenheit, unabhängig von religiösen Bezügen.
- Umgebungsbezogenes Comfort-Erleben: bezieht sich auf das Umfeld, Lebensräume, klimatische Bedingungen, Licht …
- Soziokulturelles Comfort-Erleben: beruht auf den mitmenschlichen Kontakten und Beziehungen. Betreuungspersonen ist die Bedeutung der eigenen Person als wichtige Kontaktquelle für die Patient*innen oft nicht wirklich bewusst. Außerdem können die Betreuungspersonen den Kontakt zu den An- und Zugehörigen fördern. (Kolcaba 2014, S. 30-33)

Diese Bausteine stellen die Grundelemente des Comfort-Konzeptes von Kathrine Kolcaba dar und beziehen sich nicht nur auf das Ende des Lebens, sondern auf die existenziellen Erfahrungen der Patient*innen, auf das Leben an sich.

Indem die drei Arten und die vier Erlebensbereiche berücksichtigt werden, kann Comfort in einem aktiven und therapeutischen Sinn in jedem Setting durchgeführt werden. Das beinhaltet:

- Das Assessment aller Comfort-Bedürfnisse der Betroffenen

- Die Konzeption der Interventionen zur Befriedigung der Comfort-Bedürfnisse
- Die Evaluation der Effektivität der Interventionen (Kolcaba 2014, S. 34)

Für Kolcaba ist Comfort das höchste Gut und hervorragende Pflegepersonen zeichnen sich dadurch aus, dass Patient*innen bei ihnen „Comfort erlebten“. Das primäre Ziel der Pflege ist nicht das Beseitigen von Symptomen, sondern das Vermitteln eines positiven, vitalisierenden Empfindungszustandes für Körper und Seele.

> „Wer innerlich Comfort empfindet, ist seelisch gestärkt. Er kann den Widrigkeiten und Herausforderungen des Lebens die Stirn bieten.“ (Kolcaba 2014, Klappentext)

Es geht also darum, durch Comfort die seelische Widerstandskraft der Patient*innen in Situationen des Leidens und der Krise zu steigern. Das hat auch große Bedeutung für das Leben mit chronischen Krankheiten, vor allem wenn der Weg mit Krisen, Verschlechterungen, Schüben ... einhergeht. Das Erleben seelischer Sicherheit, das Gefühl verstanden zu werden, das Empfinden von Zuversicht und Vertrauen ist das höher gesteckte Ziel. Die „Positivierung des Patientenzustandes“ in den vier Ebenen des Comfort-Erlebens ist eine der zentralen Aufgaben der Betreuenden. Comfort kann Patient*innen davor schützen, an ihrer Situation zu zerbrechen. Es sorgt für heilsame Gegenerfahrungen zu physischen und psychischen Belastungserleben und versucht, negative Empfindungszustände auszugleichen. Die therapeutische Kraft wird durch das Entwickeln von Entspannungszuständen getragen. Durch die Aktivierung von körpereigenen Beruhigungssubstanzen, den sogenannten endogenen Opiaten, kommt es zur Schmerz- und Angstreduktion. Die Stresshormone, Cortisol und Noradrenalin, werden abgebaut (Esch und Stefano 2010). Comfort muss aber aus ihrer Sicht auch messbar und überprüfbar sein. Daher ist Comfort konzeptuell definiert, operationalisierbar und bezieht sich auf ein erwünschtes Ergebnis. Dafür stehen den Betreuungspersonen eine Vielzahl von Interventionen zur Verfügung, die Comfort als Ziel ermöglichen. Beispielsweise kann die Durchführung der Körperpflege an bettlägerigen Patient*innen nur zur Erhaltung der Körperhygiene dienen, aber gleichzeitig kann die professionelle zielgerichtete Durchführung auch Spannungen lösen, Wohlbefinden fördern, Sicherheit vermitteln ... einem höheren Ziel dienen und Comfort erreichen. Diese Interventionen lassen sich evaluieren, indem Comfort-Werte vor und nach einer Intervention verglichen werden.

Comfort muss aber auch für Pflegende und Institutionen als „Institutionelle Integrität" gelten und kann für Patient*innen nur mit Gesundheitspersonal in einer Arbeitsumgebung und mit Arbeitsbedingungen möglich sein, die auch Comfort für die Mitarbeiter*innen verwirklicht. Hohe Patientenzufriedenheit kann nur durch zufriedene Mitarbeiter*innen ermöglicht werden.

Comfort Care darf nicht als Gegenpol zu Self-care (siehe Kapitel 6.2) verstanden werden, sondern als eine gegenseitige Ergänzung im Zusammenhang der Betreuung von Menschen mit einer chronischen Krankheit. Es obliegt der Expertise und nicht zuletzt auch dem Fingerspitzengefühl des professionellen Gesundheitspersonals, wann welches Konzept zum Tragen kommen könnte. Gut lässt sich das anhand der Krankheitsverlaufskurve (siehe Kapitel 4.1.4) erklären. Sind die Patient*innen im Bereich oberhalb der Dependenzlinie in einer Phase der Instabilität oder Krise, steigt die Abhängigkeit von professioneller Betreuung und institutionellen Bereichen des Gesundheitssystems. Hier könnte das Ziel Comfort für die Patient*innen vorrangig sein, um wieder Sicherheit, Vertrauen und Entspannung zu erlangen. Erst dann macht es Sinn, wieder in Richtung Self-care zu gehen, um Selbstwirksamkeit, Selbstfürsorge und Autonomie für die Zukunft (oder bis zur nächsten Exazerbation) zu erarbeiten.

4.6 Praxisbezug der beschriebenen Theorien und Modelle

Die in diesem Buch vorgestellten Theorien und Modelle zum Leben und Erleben chronisch Erkrankter darf nicht als Leitfaden oder Handlungsempfehlung verstanden werden. Aus den Theorien und Modellen lassen sich keine direkten und konkreten Pflegehandlungen ableiten. Die Auswahl der Theorien und Modelle ist für Sie als eine Hilfestellung gedacht, um das Belastungserleben und dadurch die Auswirkungen auf die Betroffenen und auf ihr Umfeld besser zu verstehen. Das Aufnehmen der Inhalte der Theorien und Modelle in Ihre Arbeitsweise kann auch als „Haltung" gedeutet werden – eine professionelle Pflegehaltung, um mit chronisch Kranken bedarfsgerecht zu arbeiten und ihren Bedürfnissen gerecht zu werden.

Zu wissen, in welcher Krankheitsverlaufsphase sich Betroffene befinden, das Einschätzen einer negativen oder positiven Sichtweise, das Handeln chronisch Kranker und ihrer engsten Bezugspersonen, das Verbessern von Familiengesundheit – all das kann Ihnen eine Hilfestellung sein, wenn Edukationsmaßnahmen geplant und durchgeführt werden. Durch Kenntnis der Bedeutung von Motivation, Selbstmanagementfähigkeiten, Selbstwirksamkeit oder adhärentem Verhalten kann der Pflegeperson eine positive Einflussnahme auf das Krankheitsmanagement gelingen.

Teil IV
Phänomene und Ausprägungen chronischer Erkrankungen unmittelbar an den Betroffenen sowie Einflussnahme von Phänomenen im Krankheitsverlauf und auf das Krankheitsempfinden

5 Phänomen Körperbild und zerbrochenes Selbstbild

Durch das Auftreten einer chronischen Krankheit verändert sich mit dem physiologischen „Nichtfunktionieren" des eigenen Körpers auch das Erscheinungsbild. Die Umsetzung von Alltagshandlungen wird unmöglich. Der Körper verliert das Attribut, sich „auf ihn verlassen zu können". Das Gefühl der Kontrolle und der Balance geht verloren. Wenn der Bezug zum eigenen Körper nicht wiederhergestellt werden kann, zerbricht die ganze Persönlichkeit.

Bevor auf Begriffe wie Körperbild oder Körperbildstörungen eingegangen wird, soll hier der Begriff der **Selbstkonzeption** erklärt werden:

„Ich habe multiple Sklerose und stelle fest, dass mein Körper mehr ist als ein Mantel, mehr als die rein materielle Hülle von dem, was ich wirklich bin. In diesem Zustand kann ich die Realität nicht ignorieren, dass ich mein Körper bin. Ich finde keinen Trost in dem Gedanken, dass meine Krankheit nur etwas mit meiner physischen Schale zu tun hat; ich weiß wie kein anderer, dass meine ganze Existenz von einem großen Unglück getroffen ist." (Birrer 1979, zit. nach Corbin/Strauss 2010, S. 65)

Die Selbstkonzeption betrifft die eigene Identität und setzt sich aus der Selbstkonzeption selbst, dem eigenen Körper und der biografischen Zeit zusammen. *Jeder* Mensch erfüllt im Laufe seiner Zeit Aufgaben hinsichtlich seines biografischen Selbst. Um diesen Anforderungen gerecht zu werden, entwickelt die Person eine Fülle von Arbeitspaketen, sogenannte biografische Bewältigungstools, die in der Vergangenheit, Gegenwart und Zukunft (biografische Zeit) umgesetzt werden müssen. Dafür ist aber ein funktionierender Körper notwendig.

Die Selbstkonzeption ist eng mit der biografischen Zeit verknüpft. Selbstkonzeptionen können sich verändern – sehr spontan, je nachdem, in welcher Situation sich ein Mensch im Augenblick befindet. Eine Mutter wird ihrem adoleszenten Kind eine andere Mutter sein, als sie es ihrem Kleinkind war. Sie wird aber wiederum eine neue Mutterrolle einnehmen, wenn ihr Kind erwachsen ist. Trotzdem bleibt sie Mutter, allerdings in Abhängigkeit von der sozialen und biografischen Situation.

Nun zum Körper: Der Körper ist das Werkzeug zur Umsetzung der Selbstkonzeption. Über den Körper lernen wir, unsere Umwelt wahrzunehmen, zu spüren und zu deuten, mit ihr in Kontakt zu treten und zu kommunizieren. Wird der Körper als Objekt wahrgenommen, kann er aus jener Sicht betrachtet werden, aus der ihn auch andere Personen wahrnehmen – als sexuelles, bewundernswertes oder abgewertetes, stigmatisiertes Medium (Corbin/Strauss 2010, S. 65–68).

Selbstkonzeptionen werden gebildet und wieder umgebildet, und man bewertet sich selbst nicht immer bewusst – aber immer unbewusst. Selbstkonzeption ist das, was wir unter unserer Identität verstehen. Und unsere Identität muss mit unseren Fähigkeiten und unserem Selbst übereinstimmen. Chronisch Kranken kommen durch

Verluste viele Aspekte ihrer Identität und somit auch Teile ihres Selbst abhanden. Damit unsere Identität unserer sich immer wandelnden Biografie gerecht wird, setzen wir Handlungen, die Aufgaben erfüllen, um unsere Identität zu stützen – **die Performanz.**

Unter Performanz ist das mitunter reflexartige Handeln zu verstehen, über das man nicht bewusst nachdenkt. Ein Beispiel: Wenn wir gehen, tun wir das, ohne darüber nachzudenken – rasch, sicher und automatisch. Erst bei Behinderung wird Gehen eine Herausforderung, die Konzentration und Aufmerksamkeit erfordert.

Körperbildstörungen sind gescheiterte Performanzen. Chronische Krankheiten bringen häufig Veränderungen im Erscheinungsbild mit sich. Die Ursachen dafür können ein verändertes Empfindungsvermögen sein (Amputation oder Lähmung) oder Unterbrechungen in den Kommunikations- und Interaktionsprozessen (Aphasien oder neurologische Erkrankungsmuster). Performanzen können aber auch an veränderter Objekt- oder Raumwahrnehmung scheitern (Blindheit, Parkinsonerkrankung) (Corbin/Strauss 2010, S. 71). Das Körperbild wird als Reaktion auf eine Vielzahl externer Reize verstanden. Auf einen visuellen, taktilen oder sensorischen Reiz folgt eine Wahrnehmung.

Der Körper wird als Spiegelbild des Selbst angesehen und spiegelt wider, wie man glaubt, von anderen gesehen zu werden!

Die negative Sicht auf den eigenen Körper birgt auch die Gefahr einer negativen Sichtweise auf den gesamten Krankheitsverlauf. Mieke Grypdonck erklärt in ihrem Modell, wie positive oder negative Sichtweisen Krankheitsphänomene beeinflussen können:

Im Verlauf chronischer Krankheiten gibt es immer wieder Momente und Alltagssituationen, in denen die Krankheit stark oder stärker als sonst in den Mittelpunkt rückt und zum zentralen Thema des eigenen Lebens wird. Das kommt etwa in der Wahrnehmung eines nicht positiven Körperbildes, aber auch durch andere Phänomene zum Ausdruck.

Die Wahrscheinlichkeit, das Körperbild erfolgreich zu rekonstruieren, kann durch das Verhalten des Gesundheitsteams gehoben werden. Das therapeutische Team sollte erkennen, welche Auswirkungen Operationen auf das Körperbild haben können. Solange ein momentaner Zustand nicht akzeptiert werden kann, wird auch das Körperbild darunter leiden. Bemerken kann man diesen Zustand im Rahmen eines Verbandwechsels, wenn die Betroffenen nicht in der Lage sind, beispielsweise eine Stomaversorgung selbst durchzuführen. Es mangelt nicht am notwendigen Wissen oder Können, sondern an der Anpassung an die Veränderung (Bramble/Cukr 2002, S. 445).

Kann das Körperbild nicht wieder zu einem Ganzen zusammengeführt werden, bleiben Beschwerden zurück, die ursächlich nichts mit der eigentlichen chronischen Krankheit zu tun haben. Neben körperlichen Beschwerden wie chronischem Schmerz oder chronischer Müdigkeit können auch psychische Beschwerden wie Wut, Angst oder auch Depressionen auftreten.

Was im Zusammenhang mit chronischer Krankheit aber immer wieder bemerkt wird, ist die Tatsache, dass manche Betroffene es sehr gut schaffen, mit ihrer Krankheit fertigzuwerden und sich an ihrem Leben erfreuen, auch wenn dieser Prozess oft Jahre dauert – andere hingegen können das nicht.

Faktoren wie Alter, Geschlecht, frühere Bewältigungstechniken und Vorerfahrungen beeinflussen eine gelungene Körperbildrekonstruktion. Ob und wie das Körperbild nach einer chronischen Erkrankung wieder korrigiert werden kann, hängt darüber hinaus stark von gesellschaftlichen, kulturellen und sozialen Normen ab. Die Gesellschaft bestimmt, was normal, akzeptabel oder erwünscht ist. Verursacht eine chronische Krankheit körperliche oder psychische Veränderungen, wird die Veränderung mit der akzeptierten Norm verglichen. Weicht der Zustand von einer vordefinierten Norm ab, wird die betroffene Person möglicherweise gemieden, ignoriert oder diskriminiert.

5.1 Phänomen Stigma

Stigmata bezeichnen auffällige Merkmale einer Person, die als zutiefst diskreditierend oder als Merkmale besonderer Auserwähltheit (etwa im religiösen Sinne) gelten. Menschen reagieren auf das Vorliegen eines Stigmas häufig spontan mit negativen Empfindungen und Bewertungen. Diese drücken sich oft in unkontrollierter Mimik und Gestik, Missbilligung, Ekel oder angstvoller Abwehr aus. Dies kann auch in offen diskriminierendem Verhalten gipfeln, wenn es sich um ein offensichtlich gesellschaftlich geächtetes Merkmal handelt oder wenn die Unterstützung einer Bezugsgruppe sicher ist (von Kardorff 2009, S. 139).

Der Begriff Stigma stammt aus dem Griechischen und bedeutet so viel wie Stich, Zeichen, Brandmal. Mit letzterem wurden ursprünglich Eigentum und Besitz wie Tiere und Menschen (Sklaven) gekennzeichnet. Der Begriff des Stigmas wurde von dem Soziologen Erving Goffman (1963) bis zu den alten Griechen zurückverfolgt. Diese verstanden darunter körperliche Zeichen, die etwas Ungewöhnliches oder Schlechtes über die Träger*innen und – damit verbunden – über ihren moralischen Status offenbarten. Als diskreditierendes Kennzeichen oder Merkmal setzte sich allmählich auch eine negative Bedeutung durch, die so viel wie „Zeichen der Schande, Schandmal oder Makel" darstellte. So ist z. B. im weltbekannten Roman „Die drei Musketiere" von Alexandre Dumas die Widersacherin Mylady de Winter mit dem Brandmal einer Lilie gekennzeichnet. An diesem Schandmal wird die totgeglaubte Frau des Athos schließlich als Verbrecherin wiedererkannt. Das stellt die Veränderung des Begriffes Stigma dar, das sich nicht mehr auf das Zeichen selbst bezieht, sondern auf die dahinterstehende Schande und Scham.

Goffman betrachtete das Stigma als Beispiel für die Diskrepanz zwischen der Erwartung und der Realität einer Person, einhergehend mit ihrer sozialen Identität. Diese erwarteten Eigenschaften nennt er die virtuale soziale Identität. Er unterscheidet drei Arten von Stigmata:

- Körperliche Deformationen: Viele chronische Krankheiten verursachen eine Veränderung der äußeren Erscheinung oder Funktionsfähigkeit; dies kann auch zu einer Veränderung der Selbstwahrnehmung führen.
- „Charakterfehler": Dies betrifft Menschen mit psychischen Störungen, Alkoholabhängige etc. Vorstellungen über unerwünschte Persönlichkeitszüge können kulturell bedingt entstehen oder durch ein vorgefertigtes Bild, das man mit Personen, die bestimmte Erkrankungen haben, in Zusammenhang bringt (z. B. HIV-Infizierte).
- Phylogenetische Stigmata: Das entspricht dem Begriff des Vorurteils. Diese Art von Stigma entsteht, wenn aufgrund von Rasse, Religion oder Nationalität Unzulänglichkeiten im Vergleich zu den eigenen Normen wahrgenommen werden.

Diese drei Arten von Stigmata können aber auch gleichzeitig vorhanden sein und sich gegenseitig verstärken (Lubkin 2002, S. 175).

Weiters teilt Goffman die Stigmaträger*innen in zwei Klassen ein: in jene, die Diskreditierung, und jene, die Diskreditierbarkeit erfahren.

- **Diskreditierung:** Zur Diskreditierung kommt es, wenn ein Stigma sichtbar ist und seine Träger*innen von der erwarteten Norm abweichen (z. B. Rollstuhlabhängigkeit). Sobald die Stigmaträger*innen wahrgenommen werden, können sie als diskreditiert erscheinen.

- **Diskreditierbarkeit:** Diese kann vorliegen, wenn eine Person einen nicht offensichtlichen Defekt vorweist (z. B. Diabetes). Solange der Defekt verborgen bleibt, werden die Stigmaträger*innen nicht diskreditiert. Das Dilemma, das dabei entstehen kann, ist die Überlegung, ob es besser ist, den Defekt zu verbergen oder zu enthüllen.

5.1.1 Die beschädigte Identität bei Goffman

Goffmans Buch „Stigma. Über Techniken der Bewältigung beschädigter Identität" (1967) zeigt den Prozess auf, in dem durch Stigmatisierung ein deviantes Verhaltensmuster angenommen wird. Unter Devianz versteht man eine erlernte soziale Rolle. Goffman geht der Frage nach, wie das deviante Individuum mit seiner besonderen Situation (z. B. einer Behinderung, einer körperlichen Veränderung …) umgeht. Schließlich müssen Betroffene sich nicht nur mit ihren körperlichen und/oder psychischen Krankheitserscheinungen bzw. Symptomen auseinandersetzen, sondern auch mit dem Umgang und der Wahrnehmung, die ihnen von der Gesellschaft entgegengebracht wird. Unerwünschte Attribute entsprechen einfach nicht der jeweils herrschenden gesellschaftlichen Norm.

So beschreibt das Konzept Devianz versus Normalität ein soziales Konstrukt, innerhalb dessen die betroffenen Menschen eine Abwertung erfahren (Lubkin 2002, S. 173).

Um das zu verdeutlichen, sei die bekannte Kinderbuchreihe „Harry Potter" erwähnt: Dort werden Personen, die nicht magischer Abstammung sind oder keine magischen Fähigkeiten haben, Muggel genannt. Sie entsprechen aus Sicht der Zauberwesen nicht der Norm.

Es kommt zu Diskrepanzen. Auf der anderen Seite leben die Zauberwesen unbemerkt unter den Muggeln, geben sich aber nicht zu erkennen; sie dürfen keine Zauberkräfte anwenden, da sie nicht der Norm dieser Menschen entsprechen (und damit diskreditierbar wären). Man kann hier auch von einer angelernten sozialen Rolle sprechen.

5.1.2 Auswirkungen von Stigmata

Stigmatisierungen haben immer Auswirkungen auf alle beteiligten Personen, sei es mit oder ohne betreffendes Merkmal. Um bei dem zitierten Beispiel zu bleiben: Auch die Romanfigur Harry Potter selbst ist mit einem Mal, einer Narbe in Form eines Blitzes auf der Stirn, die ihm von dem bösen Lord Voldemort zugefügt worden ist, gezeichnet. Diese Narbe schmerzt Harry immer wieder und erinnert ihn an seine Eltern. In Bezug auf seine Narbe wählt er die Strategie des Verbergens, indem er seine Haare so trägt, dass sie über der Narbe in die Stirn fallen. Diese Strategie wird laut Goffman oft als Technik des Vermeidens und Täuschens angewendet.

Reaktionen von Stigmatisierten auf nicht Stigmatisierte

Unter den Reaktionen Stigmatisierter auf nicht Stigmatisierte lassen sich Nichtbeachtung, Isolation, sekundärer Krankheitsgewinn, Widerstand, Täuschen und Kuvrieren unterscheiden.

- **Nichtbeachtung** ist möglicherweise die erste Reaktion einer stigmatisierten Person auf stigmatisierendes Verhalten. Die Betroffenen schenken abwertenden Bemerkungen und Reaktionen keine Beachtung.
- **Isolation:** Es liegt in der Natur des Menschen, Gleichgesinnte zu suchen. Sich gleichen oder ähnlichen Gruppen anzuschließen, kann vieles im Leben erleichtern. Problematisch kann es werden,

wenn sich die Interaktionen ausschließlich auf die Mitglieder einer Gruppe beschränken. Zu Außenstehenden wird dann kaum mehr Kontakt gesucht. Dennoch sollte mit solchen Vermutungen über die Erlebniswelt anderer vorsichtig umgegangen werden und keine voreiligen Schlüsse über Zugehörige einer Gruppe gezogen werden.

- **Täuschen:** Dabei wird eine weniger stigmatisierte Identität vorgetäuscht. Betroffene, die vorgeben, kein Defizit zu haben, können mit der Zeit ein besonderes Geschick an den Tag legen. Kommen dabei keine anderen Personen zu Schaden (z.B. bei der bewussten Gefahr der Möglichkeit einer Infektionsübertragung), wäre dies eine durchaus akzeptable Möglichkeit. Zum Täuschen gehört auch das Verbergen der Stigmata. Laut Goffman wird die Enthüllung der Stigmata als gelungene Anpassung angesehen.
- **Sekundärer Krankheitsgewinn**: Betroffene können aus ihrer Erkrankung heraus einen positiven Nutzen ableiten, wodurch sie sich einen Vorteil erhoffen. Dieser Vorteil kann zu einer Bevorzugung gegenüber nicht stigmatisierten Menschen führen. Aus einem krankheitsbedingten Problem kann (negativ ausgedrückt) Kapital geschlagen werden. Eine positive Darstellung des sekundären Krankheitsgewinns ist ein wirklicher Nutzen für einen chronisch erkrankten Menschen (als Beispiel ist die Adaptierung eines auf die Krankheit zugeschnittenen Arbeitsplatzes angeführt).
- **Widerstand**: Widerstand ist eine Reaktion auf eine stigmatisierende Situation, welche meist von einer Gruppe stigmatisierter Menschen ausgeht, um auf stigmatisierendes Verhalten hinzuweisen. Durch gelebten Widerstand bekommen Ärger und Wut eine Stimme, ein Gesicht. Widerstand gilt als Schritt in Richtung Autonomie/Autonomieerhalt.
- **Kuvrieren:** Darunter versteht man die Bemühung der Betroffenen, ihre Andersartigkeit und deren Bedeutsamkeit abzuschwächen. Das bedeutet, dass die Stigmata offen erkennbar sind, die Auswirkun-

gen aber als unbedeutend heruntergespielt werden. Es kann auch sein, dass die Bedeutsamkeit der Stigmata durch einen Witz der Stigmaträger*innen abgeschwächt wird und auf diese Weise enttabuisiert werden kann. Die Aufmerksamkeit wird reduziert und kann die Situation durchaus angenehmer gestalten (Lubkin 2002, S. 177–180).

Reaktionen von nicht Stigmatisierten auf Stigmatisierte

Reaktionen nicht Stigmatisierter auf Stigmatisierte sind von der Art des Stigmas, aber auch von den persönlichen Erfahrungen und der Lernbereitschaft der Nicht-Stigmaträger*innen abhängig. Leider treten manche Reaktionen als negative Erscheinungen hervor. Dazu gehören: Abwerten, Stereotypisierung und Labelling.

- **Abwerten:** Bei dieser Reaktion werden Stigmaträger*innen als weniger wertvoll und/oder weniger menschlich eingeschätzt. Wer sich auf so eine unangepasste Reaktion einlässt, sieht nicht die Person hinter der körperlichen und/oder psychischen Veränderung, sondern nur eine Person mit einer sozial beschädigten Identität (z. B. kann unreflektiertes Verhalten beim Umgang mit Menschen, die an einer Demenz erkrankt sind, eine solche Reaktion auslösen).
- **Stereotypisierung:** Wir versuchen ständig, zu ordnen und zu kategorisieren. Das vereinfacht unser Leben auch in vielerlei Hinsicht. In manchen Fällen kann diese Kategorisierung zu Einschränkungen und vorschnellen Verallgemeinerungen führen. Die Bildung von Stereotypen ist eine fehlerhafte Form dieser Kategorisierung. Wird ein Mensch mit einer chronischen Erkrankung einem Stereotyp zugeordnet, nimmt die Ambiguität ab, was die Situation für jene Personen, die die Stereotypisierung vornehmen, erleichtert. Diese unkritische Denkweise birgt aber viele Gefahren und führt zu einem Denkmuster, das wir immer wieder abrufen können, das

aber auch schwer zu verändern ist. (Vor-)Schnell erwachen Vorstellungen von negativen Eigenschaften der betreffenden Person und dichotome Einschätzungen werden vorgenommen (z. B. gebildet – ungebildet, behindert – nicht behindert, gesund – krank, einsichtig – uneinsichtig ...). Dabei gibt es oft keine eindeutige Polarisierung, denn die Einschätzung müsste auf einem Kontinuum anzusiedeln sein.

- **Labelling:** Die Etikettierung von Personen ist oft mit deren Zustand verknüpft, und das beeinflusst unser Denken maßgeblich. Dabei wird diese Etikettierung – teilweise unbewusst – immer an einem Referenzsystem abgeglichen. So wirkt es für Menschen oft verletzender, wenn, verbunden mit negativen Konnotationen, Etikettierungen stattfinden und die Betroffenen auf diese Weise „in eine Schublade gesteckt werden" (Lubkin 2002, S. 181 f.). Unter Konnotation versteht man sowohl negative als auch positive Zuschreibungen zu einer Situation oder einem Objekt.

5.2 Das Phänomen Einsamkeit und soziale Isolation

Das Phänomen Einsamkeit betrifft Menschen mit einer chronischen Krankheit in unterschiedlichem Ausmaß und aus unterschiedlichen Gründen. Mit der Diagnose einer chronischen Erkrankung verändert sich nicht nur der Alltag, sondern auch Werte und Regeln. Hinzu kommen mitunter Scham, Stigmatisierung, Mobilitätseinschränkungen, Einbußen von Vernetzungen und Kontakten und schließlich auch die soziale Isolation. Letzteres wird oft als Synonym für Einsamkeit (oder Vereinsamung) verstanden, ist aber davon zu unterscheiden.

Einsamkeit ist ein Thema, zu dem es unzählige Meinungen gibt, schließlich hat jeder Mensch unterschiedliche Erfahrungen damit gemacht. (Svendsen 2016) Die Lebensfrage nach der Einsamkeit des Menschen ist die Frage aller Menschen und aller Zeiten. (Parpert 1955, S. 7) Einsamkeit wird in der Literatur auch als „Mangel an Gemeinsamkeit" beschrieben. Um dies als Mangel zu erkennen, muss erst eine Gemeinsamkeitserfahrung vorhanden sein. Eine Überlegung zielt darauf ab, ob Einsamkeit auch erlebt wird, wenn diese Erfahrung nie so gemacht wurde; d. h. wenn von Kindheit an Gemeinsamkeitserfahrungen sehr rar sind oder sogar gänzlich fehlen. Eugen Fink verdeutlicht die Aussage, dass nur ein Mit-Mensch überhaupt einsam sein kann. (Fink 1979, S. 64) So gesehen scheint die Frage der Einsamkeit universell und keine Frage des Alters zu sein.

Bestätigung findet diese Hypothese in aktuellen Studien, wie bei der durch den Versicherungskonzern Cigna bei dem Institut Ipsos in Auftrag gegebenen Umfrage. Von mehr als 20.000 Amerikaner*innen über 18 Jahren schätzte sich der Großteil als einsam ein. Cigna vergleicht diese Ergebnisse mit einer Epidemie der Einsamkeit. Die Generation Z, die 18- bis 22-Jährigen, aber auch die 23- bis 37-Jährigen (Millennials) und die 38- bis 51-Jährigen fühlen sich einsamer als der Durchschnitt der Befragten. Basierend auf der UCLA (University of California, Los Angeles) Loneliness Scale wurde anhand von 20 Fragen (z. B. „Wie oft fühlst du dich einsam?") und mit der Möglichkeit die Antwort auf einer Skala von vier Items (immer, manchmal, kaum, nie) einzutragen, das subjektive Gefühl von Einsamkeit und sozialer Isolation erhoben. Interessant war, dass während die jungen Menschen über dem Durchschnitt lagen, sich die Menschen ab 72 Jahren als unterdurchschnittlich wenig einsam empfanden. (Cigna 2018)

Lee et al. (2019) beschreiben in einer Studie, an der 340 Einwohner*innen aus dem San Diego County im Alter zwischen 27 und 101 Jahren teilgenommen hatten, dass Menschen im Alter von Ende 20, Ende 50 und Ende 80 sich am einsamsten fühlten.

Diese Überlegungen sind tatsächlich nicht neu, schon der Philosoph Sören Kierkegaard (1813–1855) hat das Leben in der Moderne als die Epoche der existentiellen Einsamkeit beschrieben. Dennoch scheint es gerade mit dem Hintergrund des ständigen Vernetzens ein besonderes Phänomen der Widersprüche in unserer Zeit zu sein. Für Luhmann ist einsames Handeln kein Thema für ältere Gesellschaften, es gab auch kaum Möglichkeiten der Absonderung. Erst im Laufe der Evolution, durch Schreiben und Lesen, entstand ein Bereich in dem einsames, interaktionsfreies Verhalten gesellschaftsfähig vorbereitet wird. Durch die Schrift wird eine Kommunikation möglich, bei der die Anwesenheit der Partner*innen nicht mehr notwendig ist. (Luhmann 2018, S. 580–582)

Im soziologischen Denken des 19. Jahrhunderts war der soziale Gedanke vordergründig, die Einsamkeit der Aufklärung rückte in den Hintergrund. Der „Kollektivmensch“ hatte aus der Masse heraus wenig Sinn für die Bedeutung der Einsamkeit und somit wurde die Einsamkeit von der Gemeinsamkeit als gegenläufiger Pol verdrängt. Dabei kann es aber auch zu geprägten Bildungen kollektiver Einsamkeit kommen. Parpert bezeichnet diese Art als „kultische Einsamkeit“. Durch die permanente Wandlung des Menschen gibt es auch unterschiedliche Seinsformen der Einsamkeit. (Parpert 1955, S. 7–8) Das Phänomen der Einsamkeit lässt sich selbst nicht mit naturwissenschaftlichen Evidenzen erklären, sondern benötigt auch andere Zugänge über die subjektive Erfahrung.

Erste Versuche einer terminologischen Abgrenzung der Einsamkeit vom Alleinsein gehen wohl auf den schweizerdeutschen Arzt und Philosophen Johann Georg Zimmermann mit seiner vierbändigen Abhandlung „Über die Einsamkeit“ (1784 1785) zurück. Zimmermanns Herleitung lässt sich als Versuch lesen, Einsamkeit und Geselligkeit als oppositionelle und zugleich komplementäre Teile des

Menschen darzustellen. Er sieht in der Einsamkeit den Reiferaum des schöpferischen Menschen. Damit erfüllt sie den höchsten Zweck in der „Werkseinsamkeit". Gleichzeitig setzt er zum therapeutischen Zweck die Langeweile gegen die Vergnügungssucht ein. (Zimmermann 1784, 1785a, 1785b, 1785c) Das schaffende Leben braucht die Einsamkeit und ist Voraussetzung für kreatives und künstlerisches Handeln. Dennoch wird Einsamkeit bzw. Vereinsamung als Ursprung für Erkrankungen herangezogen. Das haben auch Studien in der Vergangenheit aufgezeigt. Ebenso, dass einsame Menschen ein erhöhtes Risiko für koronare Gefäßerkrankungen, Schlaganfälle und dafür, an Demenz zu erkranken, aufweisen. (Lee et al. 2019; Cacioppo und Patrick 2011)

In einer groß angelegten Studie von Jeste et al. (2020) unter 2843 Teilnehmer*innen zwischen 20 und 69 Jahren wurde herausgefunden, dass ein geringeres Maß an Empathie und Mitgefühl, kleinere soziale Netzwerke, kein/e Partner*in und Schlafstörungen Prädiktoren für Einsamkeit zu sein scheinen. Weitere Punkte für Einsamkeit orientieren sich an den Altersangaben. Nguyen et al. (2020) erklären dazu, dass Fragen über die Lebensphase in den Interventions- und Präventionsbemühungen berücksichtigt werden müssen. Generell wird in beiden Studien ein Zusammenhang zwischen geringerer Selbstwirksamkeit und Weisheit und der Zunahme des Einsamkeitsgefühls unterstrichen.

5.2.1 Definition Einsamkeit

Eine einheitliche Definition von Einsamkeit mutet schwierig an, sei es an der Komplexität, Widersprüchlichkeit oder an der Ambiguität des Phänomens gelegen. Im Alltag werden im deutschsprachigen Bereich oft Einsamkeit und Alleinsein als Synonym verwendet.

Eine Unterscheidung ergibt sich meist aus der Quantität des Begriffes Alleinsein und der Qualität der Einsamkeit. So kann sich jemand auch unter vielen einsam fühlen, aber jemand der alleine ist, muss deswegen nicht gezwungenermaßen einsam sein. Diese Überlegung lässt auch eine positive und negative Wertung des Einsamkeitserlebens zu. Zumeist hat aber Einsamkeit im sozialwissenschaftlichen Zusammenhang einen pejorativen Charakter dargestellt und wird mit negativen Empfindung assoziiert. Auch der Philosoph Lars Svendsen unterscheidet in seiner „Philosophie der Einsamkeit" eine gute und schlechte Einsamkeit und beschreibt einsam und allein sein als zwei distinktive Phänomene. (Svendsen 2016)

Positive Einsamkeitserfahrungen sind zumeist mit Erlebnissen in der Natur (z.B. Gipfelbesteigungen, Sonnenuntergänge ...), Ruhe und Stille konnotiert. Ähnliches wird auch in der Flow-Theorie von dem Psychologen Csíkszentmihályi beschrieben. Gerade im Einsamkeitserleben in Verbindung mit Dingen, die extreme Freude machen, oder in schicksalsträchtigen Situationen kann es zu einem Gefühl des Wohlbefindens kommen. (Csíkszentmihályi 2014)

Im englischsprachigen ist die semantische Abgrenzung durch die Begriffe loneliness und solitude etwas einfacher. Laut Peplau und Perlman (1979) ist der Begriff Einsamkeit (Loneliness) definiert als eine wahrgenommene Diskrepanz zwischen den gewünschten und den tatsächlich vorhandenen sozialen Beziehungen:

"Our working definition is as follows: loneliness exists to the extent that a person's network of social relationships is smaller or less satisfying than the person desires." (Peplau und Perlman 1979, S. 101)

Young geht einen Schritt weiter und beschreibt Loneliness als einen wahrgenommenen Mangel von zufriedenstellenden sozialen Kontakten, der von verschiedenen Symptomen wie Kummer begleitet wird. (Young 1982, S. 380)

Dazu finden sich in der Literatur unterschiedliche Beschreibungen, die sich zum Beispiel an der Zeit orientieren. Colin Killeen (1998) diskutierte im Journal of Advanced Nursing das Problem Einsamkeit aus einer wissenschaftlichen Perspektive. Zuerst versuchte er, die Einsamkeit von ähnlich gelagerten Konzepten wie Entfremdung und Zurückgezogenheit zu unterscheiden. Dabei beschreibt er die Entfremdung manchmal als Resultat von Depression, die Zurückgezogenheit hat dabei eine eher positiv gerichtete Konnotation. Killeen hat dabei den Versuch unternommen, das „Entfremdungs-Vernetzungs-Kontinuum" mit einem negativen und einem positiven Pol (Entfremdung – Einsamkeit – soziale Isolation – Alleinsein – Zurückgezogenheit – Vernetzung) zu klassifizieren. Der Autor legt aber darüber ein „Kontinuum der Wahlmöglichkeit". Dieses korreliert mit den Polen des ersteren Kontinuums. Bei Entfremdung und Einsamkeit bleibt keine Wahl, während bei Zurückgezogenheit und Vernetzung die Freiheit zur Wahl besteht. Diese Ursachen sind aber nur auf die äußeren Umstände zu legen, die innere Einstellung bleibt noch festzustellen. Die Gründe für Einsamkeit sind mannigfaltig, darum sieht der Autor für die Lösung des Problems keine Hoffnung. Einsamkeit hat viele Ursprünge, wie psychische, situationsbezogene, strukturelle und gesellschaftliche Faktoren. Daraus zieht er die Erkenntnis, dass Einsamkeit ein natürlicher Bestandteil der menschlichen Psyche ist und nur abgebaut oder weniger bedrückend gemacht werden kann. Dieser schmerzliche Zustand muss einem zunehmend bewusst werden. Einsamkeit ist nichts, weswegen man peinlich berührt sein muss (Killeen 1998).

5.2.2 Faktoren für Einsamkeit

Die Sozialwissenschaften setzten sich mit dem Phänomen der Einsamkeit erst Anfang der 1970er Jahre auseinander. Der Soziologe Robert Weiss (1973) konzipierte eine erste Theorie zur Einsamkeit ohne definierte Merkmale, als wahrgenommene soziale Isolation, die er als nagende, chronische Krankheit beschrieb. Er geht davon aus, dass das Individuum mit zwei sozialen Bedürfnissen ausgestattet ist, nämlich dem Bedürfnis nach enger Bindung einerseits und dem Bedürfnis nach sozialer Integration andererseits. Besteht jedoch ein Defizit in Hinblick auf diese Bedürfnisse, führt dies laut Weiss zur Einsamkeit. Er unterscheidet dabei eine soziale und eine emotionale Isolation. Während soziale Isolation durch fehlende Freund*innen oder mangelnde Geselligkeit entsteht, ist es bei der emotionalen Isolation vor allem das Fehlen einer vertrauten Person, der man sich zugehörig empfindet. (Weiss und Bowlby 1980) Cacioppo und Patrick (2011) sehen die Ursachen der heftigen Auswirkungen von Einsamkeit in drei komplexen Faktoren:

1. Die Empfindlichkeit gegenüber fehlender sozialer Einbindung
2. Die Fähigkeit, die mit Isolationsgefühlen einhergehenden Emotionen selbst zu regulieren
3. Die mentalen Repräsentationen von und Erwartungen an andere sowie das Nachdenken über diese. (Cacioppo und Patrick 2011, S. 16)

Der Mensch gilt dennoch als soziales Wesen. Die Evolution hat dafür gesorgt, dass sich der Mensch in Gemeinschaft gut und sicher fühlt. Das Empfinden von Einsamkeit macht in der Regel die Rezeptoren sensibler für soziale Signale. Eine Person die sich zunehmend alleine fühlt, fängt womöglich an, in sozialen Bereichen Gefahren zu wittern. Mitmenschen werden dadurch wie in dem berühmten Satz von Sartre „die Hölle, das sind die anderen" vermehrt als Konkurrenz, kritisch, abwertend oder sogar abschreckend empfunden. Durch diese Brille lässt die soziale Kognition diese Menschen nur mehr Bedrohliches wahrnehmen. Diese Impulse und die ständige Bereitschaft, sich zu verteidigen, bewirken, dass ein Mensch zunehmend in die Einsamkeit getrieben wird. Damit schränkt sich auch die Fähigkeit zur Selbstregulation ein. Der Weg zum sozialen Sonderling wird durch diese Furcht vor Beurteilung durch andere geebnet. Die Art, wie über soziale Kontakte gedacht wird, kann den Menschen für die fast therapeutische Wirkung dieser empfänglich machen oder sich vor ihr verschließen. Um aber die heilsame Wirkung der sozialen Einbindung zu erfahren, muss auch die Empfänglichkeit für soziale Signale vorhanden sein. (Cacioppo und Patrick 2011, 18–19; 35)

Sermat (1980) fand in über 400 Aufsätzen über Einsamkeitserfahrung keine Korrelation zwischen dem physischen Grad und der Intensität des Erlebens von Einsamkeit. Es gibt keine Hinweise darauf, dass die stärksten Gefühle der Einsamkeit auftreten, wenn der Mensch von anderen Menschen umgeben ist. (Svendsen 2016) Je besser Menschen sozial eingebunden, gut reguliert und zufrieden sind, umso mehr soziale Signale senden sie aus. Gleichzeitig erhalten sie durch diesen harmonischen Einklang mit dem Umfeld harmonische Signale zurück. Das ist die logische Konsequenz der Selbstregulation. In der Psychologie wird dieses Phänomen Co-regulation genannt. (Cacioppo und Patrick 2011, S. 22) Der deutsche Soziologe Hartmut Rosa würde dieses Phänomen wohl mit „Resonanz“ als Gegenpol zur Entfremdungserfahrung benennen, als ein verstärktes Mitschwingen eines schwingfähigen Systems. (Rosa 2018) Eine soziale Zurückweisung erzeugt eine Empfindlichkeit für neue Zurückweisungen und erhöht die Sensibilität für neue Zeichen in diese Richtung. (Svendsen 2016)

5.2.3 Auswirkungen von Einsamkeit

Eine Studie von Lee et. al (2019) zeigt auf, dass sich Menschen mit Ende 20, Ende 50 und Ende 80 am einsamsten fühlen. An der Befragung nahmen insgesamt 340 Einwohner*innen aus dem San Diego County im Alter zwischen 27 und 101 Jahren teil. Da die Altersuntergrenze mit 27 angegeben wurde, bleibt offen, wie das Ergebnis für jüngere Menschen ausgesehen hätte. Dennoch zeigt die Studie auf, dass die gefühlte Einsamkeit in allen Generationen zu finden ist. Drei Viertel berichteten dabei über moderate bis hohe Einsamkeit, dafür zeigten sich keine Unterschiede zwischen den Geschlechtern. (Lee et al. 2019)

Gefühle des Alleinseins haben wie die Gefühle des sozialen Eingebundenseins enorme Auswirkungen auf den Körper und das Verhalten des Menschen. Einsamkeit kann den körperlichen Abbau beschleunigen, eine gesunde Einbindung in ein soziales Netzwerk dagegen abmildern. Das soziale Wohlbefinden hat so eine positive, stärkende Auswirkung. (Cacioppo und Patrick 2011, S. 13) Anthony Storr empfiehlt in seinem Buch „Die schöpferische Einsamkeit – Das Geheimnis des Genies" das Alleinsein. Er beschreibt es als Vergnügen für sich zu sein und verweist dabei auf die Gaben von Dichter*innen, Maler*innen, Komponist*innen und Bildhauer*innen. Er postuliert, dass Reifung und Integration in höherem Maße in einsamen Individuen stattfinden und „die großen, introvertierten schöpferischen Persönlichkeiten" dadurch fähig sind, „Selbstverwirklichung durch Selbstbezug zu erreichen". Auf diesem Weg wird ihre Identität ausgebildet. (Storr 1990, S. 217) Das Problem des Menschen ist das Problem der Einsamkeit. Dem Menschen in seiner Tiefe begegnen heißt, ihn in seiner Einsamkeit aufsuchen. (Parpert 1955, S. 7)

Für Cacioppo und Patrick (2011) steht fest, dass das Wohlbefinden leidet, wenn der individuelle Bedarf an sozialer Einbindung nicht gedeckt wird. (Cacioppo und Patrick 2011, S. 17) Die britische Regierung hat ein Ministerium für Einsamkeit eingerichtet, um den psychosozialen und gesundheitlichen Bedürfnissen von einsamen Menschen gerecht zu werden. (Myers und Palmarini 2017) Chronische Einsamkeit verursacht nicht nur ein elendes Gefühl, sondern beschleunigt auch den Alterungsprozess. Der Weg führt in die soziale Isolation und kann „auch richtig krank machen". (Cacioppo und Patrick 2011, S. 43)

Einsamkeit wurde sowohl mit einer schlechten psychischen Gesundheit (z. B. Depression, Hoffnungslosigkeit, Substanzgebrauch und kognitive Beeinträchtigung) als auch mit einer schlechteren physischen Gesundheit (z. B. Mangelernährung, schlechtere Motorik, Bluthochdruck, Schlafstörungen, Gebrechlichkeit) und einer höheren Sterblichkeit in Verbindung gebracht. (Musich et al. 2015)

Zu der Erkenntnis, dass Einsamkeit mit schlechteren gesundheitlichen Ergebnissen verbunden ist, kommt auch die Studie von Brown et al. (2019), wobei hier die Stressreaktivität als zugrundeliegender Mechanismus vorgeschlagen wird. Es wurde untersucht, ob der Zusammenhang zwischen Einsamkeit und kardiovaskulärer Reaktivität bei akuten psychischen Belastungsaufgaben unterschiedlich ist. Achtundachtzig gesunde jüngere Erwachsene absolvierten eine psychometrische Messung der Einsamkeit und nahmen an einem standardisierten kardiovaskulären Stresstestprotokoll teil. Diese inkludierte eine öffentliche Rede und eine mentale Rechenaufgabe. Die kardiovaskuläre Funktion wurde vor und während der Exposition gegenüber akutem Stress bewertet. Ein höheres Maß an Einsamkeit prognostizierte eine signifikant geringere Reaktivität des gesamten peripheren Widerstands für die Aufgabe des öffentlichen Sprechens, nicht jedoch für die arithmetische Herausforderung. Dies deutet darauf hin, dass die Auswirkung der Einsamkeit auf die kardiovaskuläre Reaktivität bei akutem Stress je nach Stressortyp variieren kann. (Brown et al. 2019)

5.2.4 Sozialer Schmerz

Der Begriff des sozialen Schmerzes geht auf die Hospizpionierin Cicely Saunders als eine von vier Dimensionen des Schmerzerlebens (physisch, psychisch, spirituell und sozial) zurück. Diese Dimensionen bedingen einander und verstärken sich dementsprechend gegenseitig. (Saunders 1996) Diese grundlegende Erkenntnis konnte auch mit Hilfe naturwissenschaftlicher Methoden nachgewiesen werden. Aufnahmen mittels Magnetresonanztomografie haben gezeigt, dass der dorsale anteriore cinguläre Cortex im Gehirn, der körperlichen Schmerz registriert, auch beim Erleben von Zurückweisung aktiviert wird. Dies lässt die Theorie zu, dass Einsamkeit auch als sozialer Schmerz erlebt und empfunden wird. (Cacioppo und Patrick 2011, S. 8–9; Eisenberger et al. 2003) Einsamkeit wird als eine spezielle Art von Traurigkeit beschrieben, als ein Mangel an einer erwünschten sozialen Relation. (Ben-Ze'ev 2018) So bedienen sich die „Gefühle" des Empfindens der Einsamkeit derselben neuralen Bahnen wie der physisch empfundene Schmerz. (Eisenberger et al. 2003)

5.2.5 Sozialer Tod

Zu Lebzeiten ist der Mensch in ein komplexes Netzwerk, bestehend aus sozialen Beziehungen wie Familie, Freundschaften ... eingebettet. Dieses Netz trägt zur Entstehung und Aufrechterhaltung unterschiedlicher Rollen und zur eigenen Identitätsbildung bei. (Glahn 2010, S. 98–99) In der Literatur finden sich Hinweise, dass das Sterben in der heutigen Gesellschaft von der Einsamkeit geprägt wird. Die Ursache dieses Phänomens ist sicher komplexer Natur, einiges jedoch augenscheinlich: unser Leben gestaltet sich bereits zunehmend einsamer, die Anzahl der Single-Haushalte nimmt zu (Heimerl 2008, S. 13) und wir leben in der Epoche der „Individualisierung" (Beck 1983).

Luhmann meint, dass „man Menschen nicht nur einem Funktionssystem derart zuordnen kann, dass jeder von ihnen nur einem System angehört, also nur am Recht, aber nicht an der Wirtschaft, nur an der Politik, aber nicht am Erziehungssystem teilnimmt". Damit wird der Mensch aus systemtheoretischer Sicht nicht als Bestandteil der Gesellschaft aufgefasst, sondern muss in der Umwelt des Gesellschaftssystems angesiedelt werden. (Luhmann 2009, S. 744) „Einsamkeit und Institutionalisierung bedingen einander wechselseitig", und durch die Entscheidung der Übernahme in ein Krankenhaus oder eine Pflegeeinrichtung wird die Einsamkeit am Lebensende auch auf institutioneller Ebene verstärkt. (Heimerl 2008, S. 13) Der angemessene, würdevolle Prozess des Ausscheidens und des Austretens aus einer Gemeinschaft wird empfindlich gestört, wenn Akteur*innen des sozialen Umfeldes ihre Verantwortung für die anderen nicht anerkennen und wahrnehmen. (Glahn 2010)

Comte definierte, nach Fuchs-Heinritz, den sozialen Tod als Ausschluss eines Menschen aus dem Gesellschaftsverband, sowie die Tilgung der Erinnerung an ihn und seine Leistungen. Im allgemeineren metaphorischen Sinn wird damit die Ausgrenzung aus dem normalen sozialen Leben (z.B. Sklaverei, die Lebenssituation alter und gebrechlicher Menschen ...) bezeichnet. (Fuchs-Heinritz 2011, S. 690) Menschen werden wie „Quasi-Leichen" behandelt, wenn im Krankenhaus oder ähnlichen Institutionen Besuche am Krankenbett eingestellt werden und/oder wenn in „ihrer Anwesenheit nur noch von ihnen und über sie anstatt mit ihnen gesprochen wird". (Glahn

2010) Sudnow et al. (1973) definieren in der Studie „Organisiertes Sterben" den sozialen Tod als die Behandlung sterbender Menschen als bereits gestorben. (Sudnow et al. 1973)

Feldmann (2010) beschreibt zwei Hauptformen des sozialen Sterbens: Auf der einen Seite das postmortale, das normale soziale Sterben, d. h. das „ritualisierte Ausdriften aus der diesseitigen Gemeinschaft". Auf der anderen Seite das prämortale Sterben, die radikale Exklusion aus der Gemeinschaft, die soziale Nichtexistenz, die meist zum frühzeitigen physischen Tod führt. Letztere Form ist in zivilisierter Gestalt auch den Industrie- und Dienstleistungsgesellschaften (Gefängnisse, Heime, Ausweisung) bekannt, sie sind aber auch mit dem strukturellen prämortalen sozialen Sterben vertraut: Arbeitsplatzverlust, Rollenverlust, Ausgrenzung aus dem Zentrum der Gesellschaft. Eine Minderheit endet in Heimen als „sozialer und oft auch personaler Identität mehr oder minder entkleidete Klienten" (Feldmann 2010, S. 126; Goffman 1973).

Tatsächlich besteht die Möglichkeit, dass der Zeitpunkt biologischen und sozialen Sterbens und der damit verbundene Tod nicht zusammenfallen. Der soziale Tod tritt ein, wenn der betroffene Mensch nicht mehr als aktiv handelnd anerkannt wird. (Feldmann 1998; Glahn 2010) So gesehen ist die Vermeidung des sozialen Todes die Basis für das gute Sterben, den guten Tod.

5.2.6 Soziale Isolation

In der internationalen Public Health Literatur begegnet man dem Problem der sozialen Isolation mit sozialer Teilhabe oder auch social participation. Die World Health Organization (2008) bestimmt social participation als einen sozialen Bestimmungsfaktor der Gesundheit. Dieser kann unterschiedliche Formen annehmen. Levasseur et al.

(2010) beschreiben ihn als die Beteiligung eines Menschen an Aktivitäten, welche eine soziale Interaktion mit anderen aus der Gesellschaft oder community beinhalten. Die Mehrheit der Definitionen beinhalten die Tatsache, dass man, um sozial partizipieren zu können, auch mit anderen Menschen in Kontakt treten muss.

Nicholson (2009) definiert den Begriff „Soziale Isolation" im Journal of Advanced Nursing als Zustand, während dem dem Individuum das Gefühl der sozialen Zugehörigkeit und die Bindung zu anderen fehlen, kombiniert mit einer minimalen Anzahl an sozialen Kontakten und ungenügend erfüllenden und qualitativen Beziehungen.

Das kognitive Diskrepanzmodell wurde entwickelt um das kontingente Verhältnis zwischen sozialer Isolation und Einsamkeit zu klären. Nach dieser Theorie entwickeln Menschen eine Erwartung bzw. eine Art inneren Standard, an dem sie die Beziehungen zu anderen messen. Werden diese als ungenügsam betrachtet, wird das als Einsamkeit empfunden. (Peplau und Perlman 1982) Interessant ist dabei auch die Erkenntnis aus einigen Studien, dass die Einsamkeit mit einer wachsenden Anzahl an Freund*innen steigt, sobald eine Grenze überschritten wird, die als ideal betrachtet wird. Den größten Schutz gegen Einsamkeit bieten demnach die vier nahestehendsten Personen. (Svendsen 2016)

Das Phänomen der sozialen Isolation ist für die Pflege relevant. In dem Pflegeklassifikationssystem der NANDA (North American Nursing Diagnosis Association) scheint dazu auch eine passende Pflegediagnose auf und wird wie folgt definiert: „Von einem Individuum erlebtes Gefühl des Alleinseins, das als von anderen auferlegt und als negativer oder bedrohlicher Zustand empfunden wird." (Herdman und Kamitsuru 2019)

Wie eingangs schon erwähnt, darf soziale Isolation jedoch nicht mit Einsamkeit verwechselt werden, da es hier eine Abgrenzung gibt. Während soziale Isolation über die Anzahl von Kontakten und Beziehungen ermittelt werden kann, wird die Einsamkeit als ausschließlich subjektive Empfindung beschrieben. In der Schlussfolgerung der Studie von Matthews et al. (2016) wird beschrieben, dass sozial isolierte junge Erwachsene nicht notwendigerweise Einsamkeit erleben. Diejenigen, die jedoch einsam sind, sind oft depressiv. Teilweise wird daraus geschlossen, dass die gleichen Gene Einsamkeit und Depression beeinflussen. Die Interventionen sollten aber nicht nur darauf abzielen, die sozialen Verbindungen zu stärken, sondern sich auch auf die subjektiven Gefühle der Einsamkeit konzentrieren.

5.2.7 Zusammenhang von Einsamkeit und Vertrauen

Wer anderen weniger vertraut, ist einsamer. Das kann vorbehaltlos festgestellt werden. Doch welche Ausprägungen beide Phänomene erreichen, kann durchaus komplexe und unterschiedliche Dimensionen erreichen. Der Massenmensch versucht der Isolation und der Einsamkeit zu entgehen. Möglicherweise vermeidet er mit seiner Haltung die Konfrontation mit der durch die Einsamkeit auftretenden Angst und auch die Freiheit zur Entscheidung. Basis dafür kann ein grundlegendes Vertrauen in das Kollektiv darstellen. Dabei ist die Möglichkeit in der Masse, die persönliche Verantwortung für sich und sein Leben in der Verantwortung des Kollektivs aufgehen lassen zu können, durchaus ein Vorteil des Massendaseins. Wahrscheinlich wird hier das „Wir-Gefühl" und das Erleben von Gemeinschaft in den Vordergrund gedrängt. Geborgenheit kann demnach ein Ausdruck des Vertrauens sein. Eugen Fink beschreibt diesen Zustand als Selbstenteignung des Menschen: „Der Einzelne lebt nicht auf eigenes Risiko, er scheut die Gefahr und die Last der Freiheit, folgt der Herde und hat dabei das „gute Gewissen" der Herde, empfindet mit einer tiefen Lust die Selbstabdankung der eigenen Freiheit und das Loskommen der Qual der Wahl." (Fink 1979) Wenn wir uns einsam fühlen, kommt es zur schmerzlichen Bewusstheit, dass unsere sozialen Bedürfnisse nicht befriedigt werden. Gleichzeitig glaubt der Mensch verstärkt, dass er wenig Kontrolle über die Befriedigung dieser Bedürfnisse hat. Dennoch muss festgestellt werden, dass dieses Denken im Zusammenhang mit dem Vertrauen Ambivalenzen aufwirft. Sein eigenes Risiko abzugeben, setzt Vertrauen voraus. Somit läge der Verdacht nahe, dass Vertrauen in die Gemeinschaft der Einsamkeit entgegengesetzt wirkt. Dennoch befinden wir uns mit dem Phänomen der Einsamkeit wie auch mit dem Vertrauen auf einem Kontinuum zweier Pole. Es gibt keine absolute Polarisierung eines entweder/oder, sondern immer Grade der Ausprägungen zwischen Einsamkeit und Gemeinschaft, positive und negative Auswirkungen der Einsamkeit, aber auch Vertrauen und Misstrauen. Einsamkeit verringert die Kontrollfähigkeit ungezügelter Emotionen und Impulse und erzeugt weitere negative Emotionen wie Feindseligkeit und Ängstlichkeit. In der Einsamkeit wird die Kognition und Selbstregulation erschüttert. (Cacioppo und Patrick 2011)

Im Lichte dieser Ausführungen lassen sich die Zusammenhänge in der Komplexität von chronischer Krankheit, Vereinsamung (Einsamkeit), sozialer Isolation und ihre Beziehung zueinander erahnen. Dem Phänomen der Einsamkeit kommt eine immer größer werdende Aufmerksamkeit im Bereich der Gesundheit, Krankheit und politischen Entscheidungen zu. Immer mehr Hinweise lassen den Verdacht zu, dass chronische Krankheiten nicht nur zu Einsamkeit führen, sondern dass Einsamkeit auch als Risikofaktor für den Erwerb von Erkrankungen maßgeblich ist.

5.3 Phänomen Resilienz – Was macht uns stark?

Resilienz bedeutet Elastizität oder Spannkraft. Sie ist die Fähigkeit, nach einer erfolgten Einwirkung (Krise) wieder zum Ursprungszustand zurückzukehren. Bildlich gesprochen können wir das mit der Fähigkeit eines „Stehaufmännchens" vergleichen.

Definitionsmäßig wird Resilienz als jene Fähigkeit beschrieben, die uns schwierige und belastende Lebensereignisse gesund überstehen lässt:

„Resilienz ist das Phänomen positiver Anpassung angesichts widriger Ereignisse nach einer gewaltsamen Störung von außen. Sie erfolgt in der Regel aus eigener Kraft" (Reddemann 2015, S. 20).

„Unter Resilienz wird die Fähigkeit von Menschen verstanden, Krisen im Lebenszyklus unter Rückgriff auf persönliche und sozial vermittelte Ressourcen zu meistern und als Anlass für Entwicklung zu nutzen." (Welter-Enderlin 2006, S. 16, zit. nach Fröhlich-Gildhoff/Rönnau-Böse 2015, S. 10).

Resilienz ist die Widerstandsfähigkeit, die ein Mensch in sich trägt, um sich nach Schicksalsschlägen wiederaufzurichten (Kobelt/Neuhaus 2013, S. 266). Sie ist keineswegs eine „Wunderwaffe", um Schicksalsschlägen oder Leid aus dem Weg zu gehen. Resilienz ist auch kein andauerndes Wohlgefühl, keine Verleugnung oder Bagatellisierung. Die Betroffenen dürfen leiden, hadern oder trauern – sie tragen aber resilienzfördernde, widerstandsfähige Eigenarten in sich, die sie auch wieder aufstehen lassen.

Pädagog*innen und Psycholog*innen verwenden seit einigen Jahren den Begriff der Resilienz, um von wissenschaftlicher Seite zu klären, warum Menschen in risikobehafteten Lebensbereichen unterschiedlich reagieren und sich unterschiedlich entwickeln.

Folgende Fragestellungen wollen beantwortet werden:
Wie ist bei Kindern eine positive, gesunde Entwicklung möglich, obwohl sie mehrfach vorhandenen Risikofaktoren wie Armut, Vernachlässigung, Misshandlung oder alkoholkranken Eltern ausgesetzt sind?
Warum gehen Menschen unter anhaltenden extremen Stressbedingungen (z. B. chronischer Krankheit) nicht „in die Knie"?
Warum können sich Menschen von traumatischen Erlebnissen (Gewalterfahrungen, Naturkatastrophen, Kriegserlebnissen, Tod eines nahestehenden Menschen) relativ schnell erholen?

5.3.1 Resilienzverständnis

Der Begriff Resilienz scheint erstmals in den 1950er-Jahren, zeitgleich mit **Antonovskys Konzept der Salutogenese**, auf. Die beiden Ansätze sind einander nicht unähnlich, da es sowohl bei Resilienz als auch bei Salutogenese um gesunderhaltende Faktoren im Lebenszyklus eines Menschen geht.

Salutogenese bedeutet „Gesundheitsentstehung". Antonovsky suchte nach Mustern, die es einem Menschen ermöglichen, gesund zu bleiben bzw. trotz Krankheit ein erfülltes und selbstwirksames Leben zu führen. Die Salutogenese legt den Schwerpunkt auf Schutzfaktoren zur Gesunderhaltung. Resilienzforschung fokussiert den Prozess auf positive Anpassung und Bewältigung. Insgesamt lässt sich das Resilienzkonzept aber in das Modell der Salutogenese integrieren (Fröhlich-Gildhoff/Rönnau-Böse 2015, S. 14).

Resilienz wurde früher ausgewählten Menschen zugeschrieben, denen sichtlich Eigenschaften mitgegeben wurden, die sie widerstandsfähiger machten als andere Individuen (diese Eigenschaften standen in engem Zusammenhang mit akademischer Bildung, anpassungsfähigem Verhalten oder kulturellen Erwartungen). Im Gegenzug galten Individuen mit niedriger Bildung, geringerem sozioökonomischem Status oder (psychisch) kranken Elternteilen als benachteiligt (Eicher et al. 2015, S. 3).

Bedeutsam wurde Resilienz aufgrund einer großangelegten Studie an Kindern, welche auf der hawaiianischen Insel Kauai 40 Jahre lang durch die US-amerikanischen Psychologinnen Emmy Werner und Ruth Smith begleitet worden waren. Die Wissenschaftlerinnen erkannten nach jahrzehntelanger Forschungstätigkeit, dass es übertragbare und lernbare Muster zur Bewältigung widriger Lebensumstände gab, die es den Individuen erlauben, ein subjektiv als erfolgreich und glücklich erlebtes Leben zu führen. Zu den widrigen Lebensumständen der untersuchten Kinder gehörten chronische Armut, niedriges Bildungsniveau, Arbeitslosigkeit sowie Drogen- oder Alkoholkonsum der Eltern, Gewalt innerhalb der Familie, Krankheit der Eltern oder alleinerziehende Elternteile. Unter den 1955 geborenen 698 Kindern wurden mindestens vier dieser Widrigkeiten bei der Geburt festgestellt. All diese Kinder wurden mit 1, 2, 10, 18, 32 und 40 Jahren „untersucht“. 72 von ihnen wurden in diesen Jahren als „resiliente Kinder“ identifiziert.

Die Forschergruppe um Emmy Werner vermutete, dass Schutzfaktoren, welche resilienzfördernd wirken, gleichzeitig Risikofaktoren gegenüberstehen, wobei sich beide die Waage halten. Deutlich lassen sich **resilienzfördernde Schutzfaktoren** auch im Zusammenhang mit chronischer Krankheit sichtbar machen.

Resilienz kann mit Grypdoncks positiver Sichtweise einer chronischen Erkrankung in Verbindung gebracht werden.

Der/die chronisch Kranke verleugnet seine Situation nicht, sondern bringt Schutzfaktoren oder Ressourcen mit, die als **protektive Faktoren** gewertet werden können, um mit den schweren Belastungen besser umzugehen.

ⓘ Wenn Krankheit also als Herausforderung im Leben angesehen wird, kann in diesem Problem auch eine Chance liegen. Ob die Situation als Herausforderung oder als negative Bedrohung angesehen wird, liegt in der subjektiven Bewertung der Betroffenen.

Umgelegt auf den Pflegeprozess bedeutet das, dass Krankheit als Lebenseinschnitt angesehen wird, der mithilfe von Pflegepersonen im Sinne der **Selbstwirksamkeit** („Ich schaffe das") bewältigbar gemacht werden kann. Im Rahmen des Pflegeprozesses kann dann auf verschiedene schützende (protektive) Faktoren geachtet werden.

5.3.2 Schutzfaktoren zur Resilienzförderung

- **Realistische Ziele entwickeln**: Es ist weiterhin wichtig, die Zukunft nicht aus den Augen zu verlieren. Wünsche und Ziele sind trotz des Verlustes, der Krankheit oder der Schmerzen noch vorhanden.
- **Selbstwirksamkeit:** Trotz Krankheit fühlen sich Betroffene dazu ermutigt, eine herausfordernde Situation anzunehmen und sich ihr auch zu stellen. Chronisch Kranke kennen ihre eigenen Stärken, die ihnen in einer krisenhaften Situation Halt geben.
- **Selbstregulation** bedeutet, Gefühle und Spannungszustände zuzulassen und zu spüren. Intensität und Dauer sollten selbststän-

dig beeinflusst oder kontrolliert werden können. Dazu zählt auch, Wissen über Handlungsalternativen zu finden oder Strategien zur Selbstberuhigung umzusetzen.
- Die **Opferrolle zu verlassen** bedeutet, selbst aktiv zu werden und Problemlösefähigkeiten zu trainieren.
- Eine **Bestandsaufnahme der Situation machen:** Worin liegt die Herausforderung, wie groß sind die Belastungen, welche Handlungsmöglichkeiten habe ich? Resiliente Menschen ergreifen in schwierigen Situationen die Initiative.
- Eine **Langzeitperspektive einnehmen**: Was war in der Vergangenheit für mich ähnlich schwierig, wie bin ich damit umgegangen und welche Bedeutung hat dieses Ereignis heute für mich?
- **Für sich selbst sorgen**: So wichtig es ist, in einer Krise aktiv zu bleiben und Unterstützung zu suchen, so wichtig ist auch der Rückzug, um zu trauern, nachzudenken und um neue Energie zu tanken.
- **Soziale Kompetenz** bedeutet eigene Impulse wahrzunehmen und zu kontrollieren, Fremd- und Selbstwahrnehmung abzugleichen und Unterstützung einzufordern und einzuholen. (Fröhlich-Gildhoff/Rönnau-Böse 2017, o. S.)

5.3.3 Ressourcen zur Unterstützung von Schutzfaktoren

Resilienzfördernde, „protektive Faktoren“ ermöglichen es, ein Gleichgewicht, eine Homöostase zwischen Ressourcen und schweren Belastungen herzustellen, um die Schwere der Ereignisse abzumildern oder zu dämpfen.

Personale Ressourcen	Familiäre Ressourcen	Soziale Ressourcen
Kognitive Fähigkeiten	Stabiles soziales Milieu	Stabile Freundschaften
Persönlichkeitsstruktur: Selbstwirksamkeit Hoffnung, Optimismus, Kohärenzgefühl, Humor, Vertrauen, Flexibilität	Gute emotionale Beziehung zu mindestens einer Bezugsperson	Vorbilder mit resilienten Merkmalen
Realistische Selbsteinschätzung	Protektives Erziehungsklima	Positive Resonanzen aus beeinflussenden Systemen (Bildung, Arbeit)
Positives Bindungsverhalten, Vertrauen	Guter familiärer Zusammenhalt	
Interesse an anderen Menschen	Berufstätigkeit der Eltern	
Realistische Zukunftsvorstellungen	Bildung der Eltern	
Soziale Kompetenz, Kommunikations- und Problemlösungsfähigkeit	Gesundheit der Eltern	

Tab. 5: Schützende Komponenten der Resilienz (Connor/Davidson 2003, S. 55)

5.3.4 Resilienz ist ein protektives Persönlichkeitsmerkmal

- **Resilienz kann nicht objektiv erfasst werden.** Sie ist die subjektive Einschätzung der eigenen Widerstandsfähigkeit. Somit kann auch das durch chronische Krankheit erschütterte Glück oder Wohlbefinden nur subjektiv bewertet werden.
- **Resilienz ist ein lebenslanger Prozess.** Widerstandsfähigkeit gilt nur gegenüber bestimmten Risikofaktoren, nicht gegenüber allen.

- **Resilienz ist eine veränderbare Größe.** Eigenschaften, die sich früher in schwierigen Situationen möglicherweise als nützlich erwiesen haben, sind Jahre später wirkungslos. Resilienz kann sich verändern.
- **Resilienz ist nicht angeboren** (wie zu Beginn der Resilienzforschung behauptet). Resilienz entwickelt sich in nicht vorhersehbarer Weise und muss als Interaktionsprozess zwischen Person und Umwelt verstanden werden.

5.3.5 Resilienzförderliche Pflegebeziehung

Wo liegt jetzt der Aufgabenbereich der Pflege im Zusammenhang mit Resilienz?

Forschung bringt immer dann einen positiven Nutzen für die Praxis, wenn ihre Ergebnisse wahrgenommen und in pflegerisches Handeln integriert werden können. Neben der fachlichen Kompetenz in Bezug auf Resilienz ist es notwendig, das Konzept in die Pflegebeziehung bzw. Angehörigenarbeit zu integrieren. Daraus ergibt sich die Notwendigkeit, das Vorhandensein oder das Fehlen von Resilienz einzuschätzen.

Grundsätzlich steht das Vorhandensein von **resilienzfördernden Faktoren** in engem Zusammenhang mit einer positiven Einstellung zur eigenen Erkrankung. Resilienz in der Angehörigenbegleitung zu erkennen, ist ebenfalls vonnöten, da Angehörige seelisch gesund, optimistisch und mit einem hohen Maß an **Selbstwirksamkeit** ausgestattet sein müssen, um die notwendige Pflege über einen längeren Zeitraum zu leisten.

Professionelle Helfer*innen sind deshalb aufgerufen, zu erkennen, …

- … wo die individuelle Zumutbarkeitsgrenze bei Patient*innen/Angehörigen liegt (Welches Maß an Veränderung ist zumutbar, mit

welchem Ziel und mit welchen Maßnahmen werden Veränderungen angestrebt?);
- ... ob unerfüllte Unterstützungsbedürfnisse vorhanden sind (wenig resiliente Personen brauchen mehr Unterstützung);
- ... dass bei weniger resilienten Personen verstärkt Angst, Depression und Distress auftreten (was wiederum einen negativen Einfluss auf den Krankheitsverlauf bzw. auf die Einstellung zur eigenen Krankheit hat);
- ... dass sich resilientes Verhalten verändern kann (ehemals stärkendes Verhalten kann heute kontraproduktiv sein);
- ... dass Empowerment als resilienzförderndes soziales Konzept gilt, welches die Autonomie und Selbstbestimmung eines Menschen fördert.

Empowerment ist ein Konzept, das Strategien und Maßnahmen beinhaltet, welche Kranke trotz ihrer Erkrankung zu Selbstbestimmung und autonomer Lebensführung heranführt. Empowerment wird nicht nur in der Pflegewissenschaft, sondern auch in der Pädagogik und in der sozialen Arbeit als Konzept angesehen.

Das Konzept des Empowerment und das Resilienzkonzept behaupten, dass Fähigkeiten genutzt werden können, um im Krankheitsprozess Überforderung zu vermeiden (Kobelt/Neuhaus 2013, S. 271).

5.3.6 Einschätzungsmöglichkeiten der Resilienz

Zur Einschätzung von Resilienz gibt es verschiedene Assessmentinstrumente. Eine Möglichkeit stellt die 2003 von Connor und Davidson entwickelte Resilience Scale dar. Sie beinhaltet 25 Items, die eine **Einschätzung von resilienzförderlichem und resilienzhemmendem Verhalten** eines Menschen erlauben (Connor/Davidson 2003). Diese

Skala wurde 2007 durch Campbell-Skills und Stein auf zehn Items reduziert. Je höher der erreichte Punktewert, desto höher das resiliente Verhalten (Connor/Davidson 2003, S. 76).

	Es folgen nun 25 Aussagen. Bitte lesen Sie sich jede Aussage durch und geben Sie an, wie sehr diese Ihr übliches Denken und Handeln beschreibt.	**ich stimme nicht zu**						**ich stimme zu**
	---	---	--	-	-+	+	++	+++
1	Wenn ich Pläne habe, verfolge ich sie auch.	❑	❑	❑	❑	❑	❑	❑
2	Normalerweise schaffe ich alles irgendwie.	❑	❑	❑	❑	❑	❑	❑
3	Ich kann mich eher auf mich selbst als auf andere verlassen.	❑	❑	❑	❑	❑	❑	❑
4	Es ist mir wichtig, an vielen Dingen interessiert zu bleiben.	❑	❑	❑	❑	❑	❑	❑
5	Wenn ich muss, kann ich auch alleine sein.	❑	❑	❑	❑	❑	❑	❑
6	Ich bin stolz auf das, was ich schon geleistet habe.	❑	❑	❑	❑	❑	❑	❑
7	Ich lasse mich nicht so schnell aus der Bahn werfen.	❑	❑	❑	❑	❑	❑	❑
8	Ich mag mich.	❑	❑	❑	❑	❑	❑	❑
9	Ich kann mehrere Dinge gleichzeitig bewältigen.	❑	❑	❑	❑	❑	❑	❑
10	Ich bin entschlossen.	❑	❑	❑	❑	❑	❑	❑
11	Ich stelle mir selten Sinnfragen.	❑	❑	❑	❑	❑	❑	❑
12	Ich nehme die Dinge, wie sie kommen.	❑	❑	❑	❑	❑	❑	❑
13	Ich kann schwierige Zeiten durchstehen, weil ich weiß, dass ich das früher auch schon geschafft habe.	❑	❑	❑	❑	❑	❑	❑
14	Ich habe Selbstdisziplin.	❑	❑	❑	❑	❑	❑	❑
15	Ich behalte an vielen Dingen Interesse.	❑	❑	❑	❑	❑	❑	❑
16	Ich finde öfters etwas, worüber ich lachen kann.	❑	❑	❑	❑	❑	❑	❑
17	Mein Glaube an mich selbst hilft mir auch in harten Zeiten.	❑	❑	❑	❑	❑	❑	❑
18	In Notfällen kann man sich auf mich verlassen.	❑	❑	❑	❑	❑	❑	❑
19	Normalerweise kann ich eine Situation aus mehreren Perspektiven betrachten.	❑	❑	❑	❑	❑	❑	❑
20	Ich kann mich auch überwinden, Dinge zu tun, die ich eigentlich nicht machen will.	❑	❑	❑	❑	❑	❑	❑
21	Mein Leben hat einen Sinn.	❑	❑	❑	❑	❑	❑	❑
22	Ich beharre nicht auf Dingen, die ich nicht ändern kann.	❑	❑	❑	❑	❑	❑	❑
23	Wenn ich in einer schwierigen Situation bin, finde ich gewöhnlich einen Wege heraus.	❑	❑	❑	❑	❑	❑	❑
24	In mir steckt genügend Energie, um alles zu machen, was ich machen muss.	❑	❑	❑	❑	❑	❑	❑
25	Ich kann es akzeptieren, wenn mich nicht alle Leute mögen.	❑	❑	❑	❑	❑	❑	❑

Abb. 10: Connor-Davidson Resilience Scale (deutsche Übersetzung)

Wenn Pflegepersonen ein Assessment an Betroffenen oder ihren Angehörigen anwenden, kann mithilfe der Skala das momentane resiliente Verhalten eingeschätzt werden. Weiter bedeutet dies, dass wenig resilientes Verhalten vermehrten und intensiveren Unterstützungsbedarf erfordert. Gleichzeitig sollen aber Personen, die als positiv resilient eingestuft werden, in ihrem Verhalten gefördert werden, damit ihre Eigenschaften auch als resilient wirksam bestehen bleiben.

Im Mittelpunkt des Resilienzkonzepts stehen Schutz- und Resilienzfaktoren. Diese gilt es, gemeinsam mit den Betroffenen und ihren Angehörigen zu entdecken und zu fördern. Das Aufsetzen der „Resilienzbrille“ während einer schwierigen, krisenhaften Situation bietet immer wieder Ansatzmöglichkeiten, um neue Impulse zu entdecken, die sich während des Krankheitsverlaufes als hilfreich herausstellen (Fröhlich-Gildhoff/Rönnau-Böse 2017, o. S.).

5.3.7 Gedanken zur kritischen Auseinandersetzung mit dem Resilienzkonzept

Konzipiert man Resilienz als ein Persönlichkeitsmerkmal, das im Sinne einer personalen Ressource die psychische Widerstandsfähigkeit gegenüber Belastungen und gesundheitsgefährdenden („riskanten“) Lebensbedingungen charakterisiert, so ergeben sich erhebliche **Abgrenzungsprobleme** zu anderen verwandten Konzepten wie „Kohärenzgefühl“ (Antonovsky), „Hardiness“ (Kobasa) oder Selbstwirksamkeit (Bandura). Das bedeutet, dass die theoretische Verortung nicht abgeschlossen ist.

Die Selbstwirksamkeitserwartung wird als wichtige Größe von Resilienz angeführt. Offensichtlich liegt hier also eine Parallele beider Konzepte vor. Ein weiteres Problem der Resilienzforschung, auf das hier jedoch nicht näher eingegangen werden soll, betrifft die begriffliche und methodische Abgrenzung von Risiko- und Schutzfaktoren.

Infolge des Definitionsproblems ist auch nicht klargelegt, ob Widerstandsfähigkeit als individuelles Charakteristikum angesehen werden soll, ob ein Fehlen resilienter Faktoren nicht zu schnell zu einer Pathologisierung führt oder ob Resilienz eine Wechselwirkung von persönlichen und externen Ressourcen darstellt.

Einen weiteren Kritikpunkt stellt die naive Trivialisierung des Themas dar, welches zurzeit Modethema und sehr oft in der Populärliteratur zu finden ist. Resilientes Verhalten können wir nicht lernen! Im Rahmen der sozial- und gesundheitspolitischen Aufgabe soll es Menschen ermöglicht werden, ein möglichst risikofreies Lebensumfeld vorzufinden, damit chronische Krankheit für Einzelne und ihre Familiensysteme trotz ihres Schicksals eine Zukunftsperspektive aufweist.

5.3.8 Fazit für die Betreuung chronisch Kranker

Im Umgang mit den Betroffenen ist es essenziell, nicht nur auf Symptomatik und Einschränkungen zu achten und pflegerische Interventionen darauf zu fokussieren. Eine funktionierende Umsetzung hat viel mit resilienzförderlichen Pflegesituationen zu tun, wodurch protektive Faktoren gestärkt werden können. Pflegepersonen sollen Betroffene und ihre Angehörigen stärken und ermutigen, eigene realistische (weil selbstwirksame) Ziele zu verfolgen. Sie sollen aber auch dafür sensibilisiert werden, dass ein Ungleichgewicht zwischen protektiven und hemmenden Faktoren den Krankheitsverlauf negativ beeinflussen kann.

Aus dem Wissen über resilientes oder nicht resilientes Verhalten von Menschen ergibt sich ein neues Phänomen in Bezug auf chronisch erkrankte Menschen: das der Adhärenz.

5.4 Phänomen der Adhärenz

„Mündige Patient*innen" gelten heute als aufgeklärte und selbstbestimmte Menschen, die über ihre Erkrankung und Therapie informiert sind und denen ein hohes Maß an Mitentscheidung in der Therapie zugesprochen wird.

Unter Adhärenz wird die Mitwirkung der Betroffenen am Gesundheitsprozess verstanden. Es steht die Klientenzentrierung und Selbstbestimmung im Mittelpunkt. Pflege, die keine aktive Teilhabe der Betroffenen verfolgt, kann als gefährliche Pflege eingestuft werden (Schulz/Behrens/Löhr 2018, S. 13). Adhärenz bedeutet die **aktive Zusammenarbeit** zwischen den Mitgliedern eines interdisziplinären therapeutischen Teams und den betroffenen kranken Personen. Um von adhärentem Verhalten zu sprechen, braucht es Grundvoraussetzungen, die dieses Verhalten erst möglich machen.

Eine Grundvoraussetzung entwickelte sich in den letzten Jahren im Gesundheitswesen selbst: Dem **Selbstbestimmungsrecht** der Patient*innen wurde ein größerer Stellenwert zugschrieben. Entscheidungen sollen nicht mehr über die Köpfe der Betroffenen hinweg getroffen werden, denn das führt sehr häufig nur zu therapeutischen Fehlentscheidungen und endet in Unter- oder Überversorgungstendenzen. Der **Paradigmenwechsel** hin zu aktiven Patient*innen folgt in einer **partnerschaftlichen Beziehung** zu den Akteur*innen der Gesundheitsversorgung mehreren ethischen Grundgedanken (von Reibnitz/Sonntag/Strackbein 2017, S. 78):

- Autonomie und Verantwortung
- Würde
- Recht auf Selbstbestimmung und Privatheit

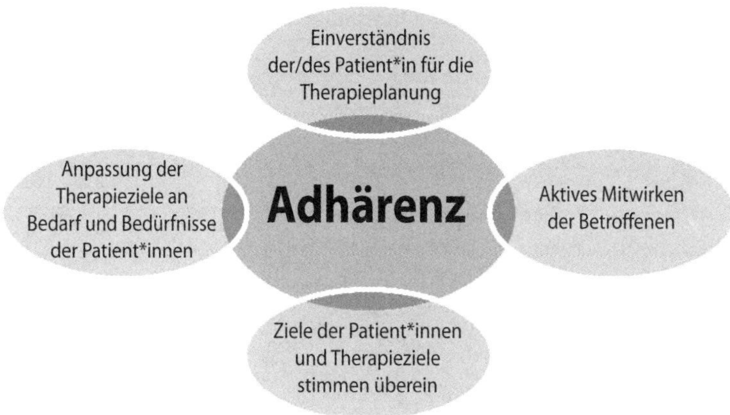
Einverständnis der/des Patient*in für die Therapieplanung
Anpassung der Therapieziele an Bedarf und Bedürfnisse der Patient*innen
Adhärenz
Aktives Mitwirken der Betroffenen
Ziele der Patient*innen und Therapieziele stimmen überein

Abb. 11: Grundvoraussetzung der Adhärenz (eigene Darstellung)

Die aktive Mitgestaltung als Grundvoraussetzung adhärenten Verhaltens bedarf umfassender Beratung und Aufklärung über Erkrankung, Therapien, Behandlungsoptionen oder Alternativentscheidungen. Erst dann kann es zu einer partizipativen Entscheidungsfindung im Sinne des *shared decision making* kommen (von Reibnitz/Sonntag/Strackbein 2017, S. 23).

Die gleichberechtigte Beteiligung von Pflegekraft/Ärzt*in und Patient*in führt *nicht* zu einer Veränderung der Rollen. Das behandelnde Team trägt weiterhin die Verantwortung für die Wahl der Therapie. Die Patient*innen tragen die Verantwortung für die Umsetzung der Therapie im Alltag. Sie können/sollen allerdings Bedenken oder Präferenzen eigenverantwortlich äußern.

5.4.1 Definitorische Abgrenzung der Adhärenz von der Compliance

In den letzten Jahren hat sich – ganz im Sinne einer Patientenautonomie – das medizinisch geprägte Krankheitsmodell bei Akuterkrankungen zu einem verhaltensmedizinischen Modell chronischer Erkrankungen weiterentwickelt. Dabei vollzog sich eine Veränderung in Bezug auf die Verantwortung der betroffenen Kranken. Aus folgsamen, therapietreuen Patient*innen („Compliance“) wurden hinsichtlich der eigenen Gesundheit oder Krankheit aktive Partner*innen. Der Adhärenzbegriff betont die freie Entscheidungsmöglichkeit und postuliert, im Falle eines Scheiterns der Umsetzung von Therapieplänen die Schuld nicht alleinig den Patient*innen zuzuschreiben, sondern auch das versorgende Team in die Verantwortung zu nehmen (Schulz/Behrens/Löhr 2018, S. 13-14).

Die Begriffe **Compliance und Adhärenz** dürfen **nicht synonym** verwendet werden!

Compliance	Adhärenz
• **Einhalten** der therapeutischen Maßnahmen und Anweisungen des/der Ärzt*in • paternalistisches Verständnis	• Patient*innen werden als **aktive Partner*innen** angesehen. Entscheidung und Einhaltung über die Therapieempfehlungen werden durch die Patient*innen **mitbestimmt** • Shared Decision Making: gleichberechtigte Beteiligung von Ärzt*in/Pflegeperson und Patient*in

Tab. 6: Definition und Abgrenzung von Compliance und ihre Bedeutung für die Betroffenen

Compliance ist mit Therapietreue zu übersetzen. Therapeutische Anweisungen werden angeordnet, wobei vonseiten der Betroffenen nur wenig Einverständnis vorliegt.

„Compliance“ beruht auf einem paternalistischen Verständnis in der Arzt-Patienten-Beziehung: In diesem Verständnis ist die Erfolgsaussicht für eine Therapie dann gegeben, wenn die Behandlungsempfehlung durch die Patient*innen eingehalten wird. Wird sie nicht eingehalten oder nicht ordnungsgemäß umgesetzt, bleibt der Behandlungserfolg aus.

Auch „Therapietreue“ ist ein aus Patientensicht ungeeigneter Begriff. Warum sollte ein kranker Mensch dem Gesundheitssystem zum Gehorsam verpflichtet sein? Durch das Verweigern einer möglicherweise nebenwirkungsintensiven Therapie werden sich Kranke wieder selbst treu und haben eine autonome Entscheidung selbst gesetzt (Heesen et al. 2006, S. 234).

Wenn Pflegepersonen von Compliance sprechen und diese einfordern, ist zu bedenken, dass Compliance/Therapietreue differenziert betrachtet werden müssen. Pflegepersonen sind in ihrem Aufgabenfeld nicht berechtigt, Therapieentscheidungen (für die Erkrankten) zu treffen (von Reibnitz/Sonntag/Strackbein 2017, S. 22). Nachdem es sich bei Adhärenz jedoch um einen gemeinsamen erstellten Maßnahmenplan handelt, werden weder die Rolle noch die Kompetenzen der Pflegekraft verändert.

Non-compliante Patient*innen begleitet der negative Beigeschmack, sich über Therapieanordnungen einfach hinwegzusetzen. Sie setzen sich aber nicht einfach über Anweisungen hinweg: Oftmals haben Betroffene für sich Gründe, diese selbstgewählte Entscheidung zu treffen. Mangelhafte Compliance findet sich bei vielen chronischen Erkrankungen.

Definition von Non-Compliance

Non-Compliance ist ein Verhalten der Erkrankten, welches bedeutet, dass Therapieempfehlungen oder Maßnahmen, die zur Gesundung beitragen können, nicht befolgt werden.

Non-Compliance darf allerdings nicht allein als Ungehorsam der Betroffenen angesehen werden, da es vonseiten der Kranken auch verständliche Gründe dafür geben kann.

Im Rahmen des non-complianten Verhaltens können nach Petermann (1998) vier unterschiedliche Muster beobachtet werden:

Absolute Non-Compliance	Totale Ablehnung von Behandlungsmöglichkeiten durch das Nichtaufsuchen medizinischer Hilfe
Primäre Non-Compliance	Nichtbeschaffung der Medikamente
Relative Non-Compliance	Eigenmächte Über- oder Unterdosierung von Medikamenten
Hyper-Compliance	Selbsttherapie ohne Anordnung

Tab. 7: Arten von Compliance (Burns 2017, S. 244)

Warum Personen ein non-compliantes Verhalten zeigen, kann ebenfalls unterschiedliche Gründe haben. Genannt seien hier finanzielle

Belastungen, die durch die Therapie entstehen, aber auch kognitive Defizite, die dazu führen, dass die angeordnete Medikation vergessen wird.

Das Nichteinverstandensein von Patient*innen mit der Therapie wird leider häufig nicht verbal geäußert, sondern drückt sich in der Nichteinhaltung geplanter Maßnahmen aus. Eine hohe Non-Compliance zeigt sich vor allem bei der **Arzneimitteleinnahme**.

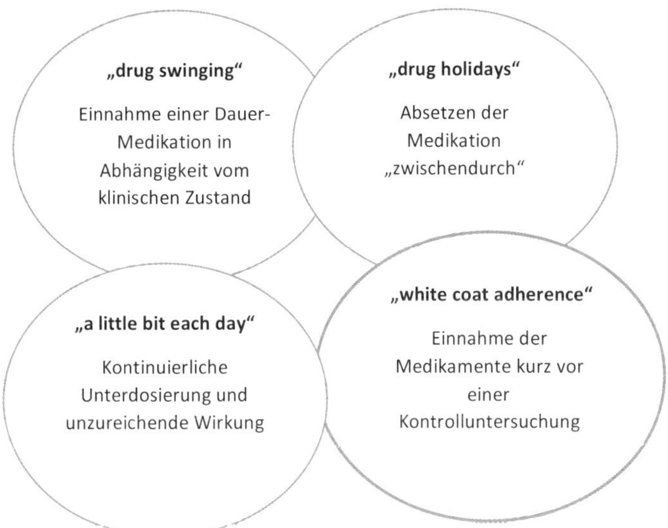

Abb. 12: Ausprägungen intentionaler Non-Adhärenz (Schulz/Behrens/Löhr 2018, S. 14)

Definition von Adhärenz (adherence)

Adhärenz ist das Einverständnis der Patient*innen, *gemeinsam* mit dem behandelnden Team vereinbarte Therapieziele und Therapieeinnahmen je nach ihren Möglichkeiten auch umzusetzen. Unterstützung erfahren Betroffene im Rahmen des Beratungsprozesses durch Pflegefachkräfte (von Reibnitz/Sonntag/Strackbein 2017, S. 23).

Beratung ist ein kommunikativer und zielgerichteter Prozess, der sich an den Phasen des Pflegeprozesses orientiert. Demnach stellen Problem, Ziel und Intervention/Maßnahmen ebenso **Elemente des Beratungsprozesses** dar (von Reibnitz/Sonntag/Strackbein 2017, S. 55).

Ein ganz wesentliches und wichtiges Ziel im Beratungsprozess von chronisch Kranken ist die Reduktion von negativen Gefühlen wie Angst oder Verunsicherung, die den Gesunderhalt beeinträchtigen. Die oben genannte Zielerreichung kann dann weiterführend (beispielhaft) andere Ziele im Beratungsprozess eröffnen:

- Stärkung der Selbst- und der Handlungskompetenz;
- Hilfe beim Einordnen komplexer Informationen zur Optimierung der Alltagsgestaltung.

Für die erfolgreiche Versorgung von chronisch Kranken ist es unabdingbar, die Bedürfnisse und Vorstellungen der Betroffenen im Rahmen der Pflegeberatung miteinzubeziehen. So wird Adhärenz durch den Beratungsprozess stark beeinflusst. Adhärentes Verhalten bezieht sich nicht nur auf die Medikamenteneinnahme, sondern auch auf die Einhaltung einer Diät oder der langfristigen Umstellung des Lebensstils. Die WHO beschreibt die Einflussnahme der Adhärenz auf dauerhafte Veränderungen folgendermaßen: „the extent to which a person's behaviour – taking medication, following a diet, and/or executing lifestyle changes, corresponds with agreed recommendations from a health care provider" (WHO 2003, S. 3).

Adhärenz ist mit dem Begriff der **Health Literacy** oder auch **Gesundheitskompetenz** verknüpft. Diese wird als Fähigkeit beschrieben, selbstständig grundlegende Gesundheitsinformationen zu finden, zu verstehen und zu verarbeiten. Das setzt eine Entscheidungsfindung voraus. Der Begriff *Health Literacy* wurde in den letzten Jahren im englischsprachigen Raum diskutiert und hat auch hierzulande Einzug gehalten.

Gemeinsam mit *Health Literacy* werden auch Begriffe wie Gesundheitsverhalten, Gesundheitserziehung, Selbstkompetenz und Handlungskompetenz genannt (vgl. Kap. „Einblick in eine klientenzentrierte Kommunikationsform", S. 85–88). Selbst- und Handlungskompetenz werden als Ziel angestrebt.

Gesundheitskompetenz versteht sich als Konzept, das ausdrückt, dass sich das Individuum mithilfe seines sozialen Umfeldes gesundheitsbewusst verhält. Das gesundheitsbewusste Verhalten kann innerhalb oder außerhalb des Gesundheitssystems stattfinden.

Hier lässt sich auch die Parallele zu chronisch Kranken herstellen, die sich großteils außerhalb des Gesundheitssystems befinden: Mangelnde Adhärenz infolge unzureichender Gesundheitskompetenz beeinflusst den chronischen Krankheitsverlauf negativ. Der eigene Beitrag der Patient*innen zum Therapieerfolg ist hoch (Diabetesmanagement, selbstständige Versorgung eines Ulcus cruris u. v. m.). Auch beim Begriff der Gesundheitskompetenz steht nicht die chronische Erkrankung im Mittelpunkt, sondern die Kompetenz der Patient*innen, einen Eigenbeitrag zu ihrer verbleibenden Gesundheit zu leisten (von Reibnitz/Sonntag/Strackbein 2017, S. 23).

Gelingt es den chronisch Kranken nicht, die abgesprochene Therapie umzusetzen und beizubehalten, werden zwei Unterscheidungen der Non-Adhärenz gemacht.

Definition von Non-Adhärenz (non-adherence)

Beabsichtigte intentionale Non-Adhärenz	Unbeabsichtigte, nicht intentionale Non-Adhärenz
Bewusstes Aussetzen der Medikation	Vergessen der Medikamenteneinnahme

Tab. 8: Beabsichtigte und unbeabsichtigte Non-Adhärenz

Non-adhärentes Verhalten ist verantwortlich für eine erhöhte Wiederaufnahme und hohe Gesundheitskosten. 50% chronisch Kranker, unabhängig ihrer chronischen medizinischen Diagnose, setzen die Vorgaben nicht adäquat um oder aber haben bereits ihre Therapieempfehlung abgebrochen. Jedes fünfte Rezept wird nicht eingelöst. Gesundheitsschäden entstehen, weil jedes 3. Medikament nicht ordnungsgemäß eingenommen wird (Schulz/Behrens/Löhr 2018, S. 15).

Es wäre einfach, zu behaupten, dass Non-Adhärenz die Unfähigkeit der Betroffenen ist, Verantwortung für ihre Erkrankung und Therapie zu übernehmen. Auch Pflegefachpersonen müssen Einflussfaktoren der Non-Adhärenz kennen und erkennen.

Typische adhärente oder non-adhärente Patient*innen gibt es nicht. Non-Adhärenz ist ein multifaktorielles Phänomen und kann auch auf rationalen, autonomen Entscheidungen beruhen.

5.4.2 Einflussfaktoren der Non-Adhärenz und ihre Bedeutung für die Betroffenen

Passive Gründe wie das Vergessen der Medikamenteneinnahme spielen eine untergeordnete Rolle. Als wichtige Gründe erweisen sich die **Sorge um Nebenwirkungen**, die **ausbleibende Wirkung der Medikation**, die **Kosten der Medikamente**, der **Wunsch nach eigener Kontrolle** sowie auch eine gewisse **Zugangsproblematik:** Gerade wenn die Mobilität der Betroffenen eingeschränkt ist, können die Verschreibung und das Besorgen von Medikamenten sich als Hürde erweisen.

Die durch Nebenwirkungen begründete Abbruchquote liegt bei 30–40%, ebenso wie der subjektive Eindruck, dass die Medikamenteneinnahme nichts nützt (Heesen et al. 2006, S. 234). Nebenwirkungsbedingte Abbrüche zeigen sich früh (nach 12 Monaten), Abbrüche wegen einer erhofften, aber nicht eingetretenen Wirkung später. Dies sind zwei Gründe, die erklären und begründen, warum die Zahl der Abbrüche bei chronisch Kranken hoch ist.

Einflussfaktor	Ausprägung
Patientenbezogene Einflussfaktoren	• Fehlende Überzeugung (beabsichtigte Non-Adhärenz) • Nachlassen der kognitiven, visuellen oder feinmotorischen Fähigkeiten • Schwierigkeiten der Umsetzung im Alltag
Krankheitsbedingte Einflussfaktoren	• Symptomlose oder symptomarme Erkrankungen (Hypertonie, Diabetes Typ 2 ...) • Chronische psychiatrische Erkrankungen (Depression, Demenz ...)
Medikamentenbedingte Einflussfaktoren	• Nebenwirkungen • Subjektiv empfundene Unwirksamkeit • Polypharmazie
Soziale und ökonomische Einflussfaktoren	• Alter, Geschlecht, Haushaltseinkommen, Bildungsniveau, soziale Unterstützung

Tab. 9: Einflussfaktoren zu Adhärenz/Non-Adhärenz (Laufs et al. 2011, S. 1617)

5.5 Interventionen zur Verbesserung der Adhärenz und Bedeutung des Medikamentenregimes für die Betroffenen

Zu den großen Herausforderungen bei chronischen Erkrankungen zählt der Umgang mit einem **komplexen Medikamentenregime**. Medikamente werden als Problem der Alltagsintegration verstanden, d. h. sie stellen sich den Betroffenen als Herausforderung im Alltag dar und müssen unter der Notwendigkeit der Adhärenzsteigerung unbedingt aus der Sicht der Betroffenen empirisch untersucht werden.

Adaptierung und **Aufrechterhaltung von Routinen** in der Medikamenteneinnahme werden durch den schwankenden Krankheitsverlauf vor immer neue Hürden gestellt. Durch veränderliche Krankheitsphasen werden immer neue Medikamente erforderlich, die sich gegenseitig beeinflussen und untereinander negativ interagieren können. Vor allem in weit fortgeschrittenen Krankheitsstadien chronischer Erkrankungen und bei mehrfach erkrankten, oft älteren Menschen sind komplexe Medikamentenregime anzutreffen (Müller-Mundt/Schaeffer 2011, S. 1).

Herausforderung	Notwendige Alltagsbewältigung
Keine Rückkehr zur Normalität (im Vergleich zum Zustand vor der Erkrankung) mehr möglich	• Entwicklung von tragfähigen, nachhaltigen Routinen • Bewusster Umgang mit Medikamenten
Anpassung und Neujustierung von Routinen durch neu hinzukommende Medikation	• Komplexitätssteigerung • Fortlaufender Anpassungsprozess • Gewinnung von Alltagsroutine

Tab. 10: Alltagsbewältigung und ihre Herausforderungen

Zahlreiche Herausforderungen im Alltag lassen sich von der Medikamenteneinnahme ableiten. Doch nicht jeder Herausforderung muss unbedingt eine negative Zuschreibung zukommen.

Aus Sicht der Erkrankten ist es notwendig, im komplexen Medikamentenregime Routinen zu entwickeln. Routinen bringen Kontrollerhalt und können relativ gut in den Alltag eingebaut werden. Sie haben aber auch Schattenseiten: Sie passen sich einem speziellen Alltag an. Kommt es zu Abweichungen, z. B. in der Medikamenteneinnahme, besteht die Gefahr, dass der sonst gut funktionierende

Tagesablauf irritiert wird. Dies verursacht wiederum die schon oft genannte Unsicherheit in der Alltagsgestaltung.

Chronisch Kranke sind die allermeiste Zeit mit ihrer Erkrankung auf sich alleine gestellt. Nur ungefähr vier Stunden pro Jahr sehen Kranke ihre Ärzt*innen; in der restlichen Zeit müssen Betroffene autonom entscheiden (Heesen et al. 2006, S. 234).

Routinen tragen leider auch dazu bei, dass Medikamente **selbstverständliche Nebensache** werden und sich im Laufe der Zeit (vor allem bei Symptomlosigkeit) **Nachlässigkeit** in der Einnahme einschleicht.

5.5.1 Phasen der Medikamentenadhärenz

<table>
<tr><td>Phase</td><td>Initiation</td><td>Verschreibung und Einnahme der ersten Dosis</td><td rowspan="2">Persistenz</td></tr>
<tr><td>Phase</td><td>Implementation</td><td>Übereinstimmung zwischen verordneter Dosierung und Einnahme</td></tr>
<tr><td>Phase</td><td>Abbruch</td><td>Selbständiges Beenden der Medikation</td><td>Fehlende Persistenz*</td></tr>
</table>

* Persistenz ist die Dauer zwischen der ersten und der letzten Einnahme eines Medikaments

Tab. 11: Phasen der Medikamentenadhärenz

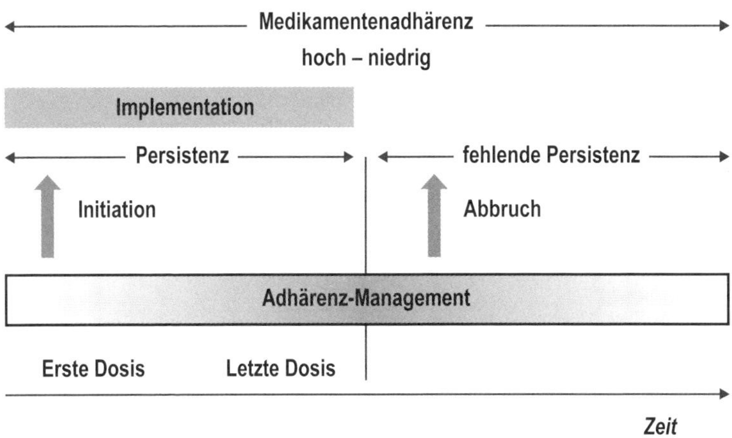

Abb. 13: Zeitverlauf eines Medikamentenmanagements (Burns 2017, S. 245)

Das **Adhärenzmanagement** umfasst Interventionen, die den Prozess der Adhärenz steuern oder beeinflussen können. Im Falle der Medikamenteneinnahme können das ein Monitoring oder die notwendige Unterstützung zur Einhaltung der Medikamenteneinnahme sein (Burns 2017, S. 245).

Die Einhaltung der gemeinsamen, von Patient*in und Behandlungsteam gesetzten Therapieziele (Medikamentenverordnung), soll die Phase der Implementation positiv beeinflussen. Höhere Adhärenz und gemeinsame Absprachen können einem vorzeitigen Therapieabbruch, aber auch der unrichtigen Einnahme von Arzneimitteln, entgegenwirken (Laufs 2011, S. 153).

5.5.2 Bedeutung des Medikamentenregimes im Alter

Ältere Menschen über 65 Jahre sind oft multimorbid (je nach Studie und Alter variiert die Angabe zwischen 55 und 98%) (Stauffer/

Spichiger/Mischke 2015, S. 7) und haben aufgrund dessen ein noch komplexeres Medikamentenregime. **Multimorbidität** bedeutet, dass mehr als eine chronische Erkrankung gleichzeitig vorliegt. Das Medikamentenregime stellt für viele chronisch Kranke einen zentralen Punkt im Krankheitsmanagement dar. Schätzungen geben an, dass ein Drittel der an einer chronischen Erkrankung leidenden älteren Menschen Mehrfachmedikationen von vier oder mehr Arzneimitteln aufweisen.

Medikamentenregime im Alter	
Einflussfaktoren durch das Alter	**Auswirkungen**
Polypharmazie durch Multimorbidität und Veränderung der Pharmakokinetik und -dynamik	Zunahme der arzneimittelbedingten Nebenwirkungen
Schwierige Handhabung der Medikamente	Weglassen oder falsche Einnahme der Medikamente
Unerwünschte Nebenwirkungen durch Medikamente können verbal schwer zum Ausdruck gebracht werden	Adhärenzprobleme
Unerwünschte Nebenwirkungen werden oft als „neue Krankheit" diagnostiziert	Verordnungsfehler/Verschreibung neuer Medikamente
Abnahme der kognitiven, motorischen oder visuellen Fähigkeiten = altersassoziierte Funktionseinschränkungen	Adhärenzprobleme Einnahmefehler Schwierigkeit der funktionellen Handhabung

Tab. 12: Medikamentenregime im Alter

Diskontinuität und Fehler in der Medikamenteneinnahme können den Krankheitsverlauf negativ beeinflussen, bis es zu einer massiven

Verschlechterung kommt. Re-Hospitalisierungen werden notwendig.

Im Folgenden werden einige Beispiele altersassoziierter chronischer Erkrankungen angeführt. Um die Versorgungsgestaltung der Patient*innen zu optimieren, ist es notwendig, dass auch Pflegende und Therapeut*innen einen Fokus auf die Probleme und Bedürfnisse bezüglich der Arzneimittelanwendung legen. Durch die Nähe zu den Patient*innen haben vor allem Pflegepersonen einen besseren Einblick in den Lebensalltag und erkennen daher die Problematik im alltäglichen Medikamentenregime.

Erkrankung	Funktionseinschränkung
Demenz	• Schluckstörungen • Sprachstörungen • Verminderung der Merkfähigkeit • Demenzassoziierte Depression
Morbus Parkinson	• Schluckstörungen • Tremor, Rigor • Sehstörungen • Veränderte Feinmotorik
Glaukom/Makuladegeneration	• Sehstörungen
Diabetes	• Sehstörungen • Diabetische Nephropathie • Polyneuropathie

Tab. 13: Auszug altersbedingter Erkrankungen und Auswirkungen auf die Medikamenteneinnahme (Schroer 2011, S. 477)

5.5.3 Interventionen zur Verbesserung der Adhärenz

Non-Adhärenz von Medikamenten führt zu schlechteren klinischen Ergebnissen und erhöht die Kosten des Gesundheitssystems. Im folgenden Kapitel sollen mögliche Interventionen oder Ansätze aufgezeigt werden, die den Prozess der Adhärenz positiv beeinflussen. Nicht nur patienten- oder behandlungsbezogene Faktoren spielen hier eine Rolle. Es müssen auch Faktoren des Behandlungsteams und der Gesundheitsorganisation berücksichtigt werden. Adhärenz zeigt sich auf unterschiedlichen Ebenen und wird durch diese Ebenen auch beeinflusst. Vgl. Abb. Systemischer Ansatz, S. 159.

Wirksame Interventionen zur Steigerung der Adhärenz: schulen, informieren und beraten

Interventionen zur Steigerung der Adhärenz können auf allen vier Ebenen stattfinden (vgl. Abb. 14). An dieser Stelle werden Interventionen zur Unterstützung chronisch Kranker auf **Mikroebene** aufgezeigt.

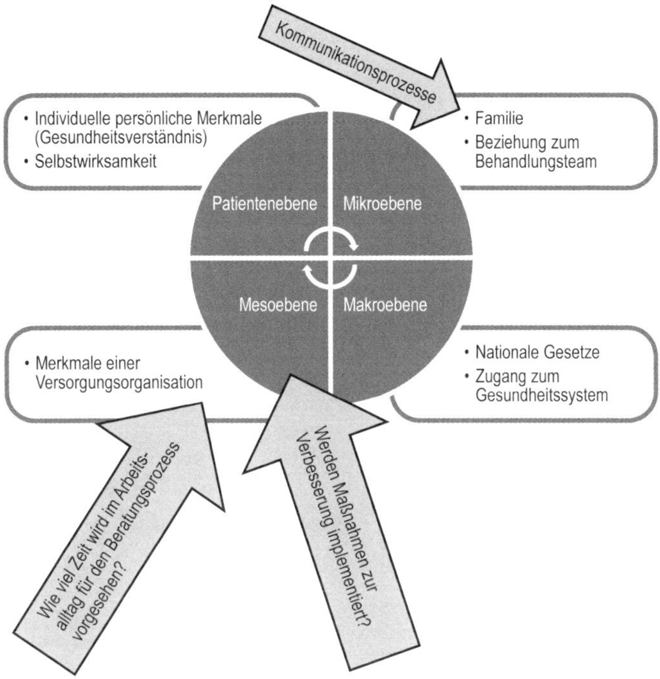

Abb. 14: Systemischer Ansatz in Bezug auf die Ebenen der Medikamentenadhärenz (Berben/De Geest 2012, S. 33)

Interventionen direkt an Patient*innen (auf Mikroebene) werden drei Kategorien zugeteilt (NICE National Institute for Health And Care Excellence 2021):

1. **Schulungsinterventionen**
   - Vermitteln von Wissen, Fertigkeiten und Fähigkeiten bis zur praktischen Umsetzung
2. **Verhaltens- und Beratungsinterventionen**
   - zur Motivations- und Selbstwirksamkeitssteigerung

- zur langfristigen Umstellung des Verhaltens
- zur Förderung der Lernbereitschaft der Betroffenen und ihrer Angehörigen

3. **Affektive/psychosoziale Interventionen**
   - Fokussieren von Gefühlen und Emotionen von Patient*innen durch den Einsatz spezieller Kommunikations- und Beratungstechniken
   - Beziehungsaufbau
   - soziale Unterstützung

Nicht eine einzelne Intervention wird sich positiv auf das adhärente Verhalten der chronisch Kranken auswirken, sondern eine **Kombination** aller Interventionen wird zum Erfolg führen.

Um Interventionen in Schulung und Beratung durchführen zu können, müssen Pflegepersonen und Therapeut*innen die dafür notwendigen Kompetenzen erwerben. Insofern können strukturelle und finanzielle Faktoren der Meso- und Makroebenen nie außer Acht gelassen werden. Fort- und Weiterbildungen und Ausbildungen auf Bachelor- oder Masterniveau sind personelle Grundvoraussetzungen, um den Adhärenzprozess aktiv mitgestalten zu können.

Einen anderen, ganz wesentlichen Faktor der Mesoebene stellt Zeit dar. Als wie hoch wird die Wertigkeit der Beratung im Pflegealltag angesehen, wie stark wird Beratung als notwendige Pflegeintervention in den Pflegeprozess eingeplant?

Damit das Pflegepersonal positiven Einfluss auf das Adhärenzverhalten nehmen kann, muss es eine systemische Sichtweise bei der Betreuung chronisch kranker Menschen aufbauen. Eine Kombination von Interventionen auf allen Ebenen wird notwendig sein, um das Medikamentenregime nachhaltig zu beeinflussen.

In der **systemischen Perspektive** nehmen Berater*innen die von den Klient*innen geschilderten Symptome/Probleme auf und treten gedanklich aus der Schilderung heraus, um aus der Distanz größere Zusammenhänge zu erkennen. Dabei rückt der Lebenskontext zur Alltagsbewältigung einer chronischen Krankheit ganz wesentlich in den Vordergrund (Bamberger 2015, S. 29).

Nachhaltige Einflussnahme auf das Medikamentenverhalten

Das therapeutische Team muss Kenntnisse über Faktoren besitzen, welche die Adhärenz beeinflussen, um adhärentes Verhalten systematisch einzuschätzen. Die Betroffenen nehmen die verordneten Medikamente oft nicht korrekt ein. Gesundheitsprofessionen bemerken oder wissen das nicht. Die Intention, die Medikamentenadhärenz einzuschätzen, bedeutet nicht die Absicht, die Patient*innen zu überwachen oder zu kontrollieren. Das Gesundheitspersonal muss aber erkennen, wann Patient*innen dahingehend mehr Information und Unterstützung brauchen. Das therapeutische Team darf Non-Adhärenz nicht negativ bewerten, aber es muss begreifen, dass Non-Adhärenz ein häufiges Phänomen ist.

Optimale Kommunikation ist auch hierbei ein Weg, das Phänomen mit den Patient*innen offen anzusprechen. Die bloße Frage „Nehmen Sie regelmäßig Ihre Medikamente?“ werden viele Patient*innen mit „Ja, natürlich“ beantworten.

Kommunikative Möglichkeiten zur Einschätzung und Förderung der Adhärenz

- Schränken Sie die Frage auf einen kurzen Zeitraum ein: „Wie haben Sie Ihre Medikamente in der vergangenen Woche genommen?“
- Fragen Sie nach dem Einnahmeverhalten, nämlich ob „manchmal selbst reduziert oder selbstständig gestoppt und wieder begonnen wird?“

- Wenn die Medikamenteneinnahme sichtlich nicht korrekt nach Verordnung stattfindet, fragen Sie nach, „ob es einen Grund dafür gibt, ob Nebenwirkungen oder unangenehme Episoden aufgetreten sind? Oder gibt es ein praktisches Problem bei der Einnahme?"
- Bedenken Sie immer, dass es keine allgemeingültigen Interventionen geben wird und dass in Bezug auf adhärentes Verhalten verschiedene Schwierigkeiten vorliegen. Finden Sie heraus, welche individuelle Unterstützung Ihre Patient*innen benötigen und bevorzugen. Ihre Patient*innen sollten mit Ihren Unterstützungsangeboten einverstanden sein!
- Nebenwirkungen können ein ernsthaftes Problem darstellen. Finden Sie mit Ihren Patient*innen heraus, ob und wie sie damit umgehen können und ob sie überhaupt damit umgehen möchten.
- Machen Sie Ihren Patient*innen konkrete Vorschläge:
  - Ermutigen Sie sie, auf ihren körperlichen Zustand und auf mögliche Veränderungen zu achten
  - Schlagen Sie ihnen schriftliche Notizen zum Einnahmeverhalten vor
  - Versuchen Sie, das Medikamentenregime zu vereinfachen (sprechen Sie das mit Mediziner*innen ab)
  - Eventuell gibt es alternative Einnahmemöglichkeiten

(NICE National Institute for Health And Care Excellence 2021)

Die eben erwähnten **Fragetechniken** gehören zu Maßnahmen, die durch Fremdberichte oder klinische Laboruntersuchungen ergänzt werden können. Bei der Selbsteinschätzung der Adhärenz überschätzen sich viele Betroffene (Burns 2017, S. 250). Ein Grund dafür ist möglicherweise, dass die Patient*innen in der Regel therapietreu erscheinen möchten.

Das Phänomen Adhärenz zeigt, wie facettenreich und komplex die Aufgaben sind, die von Erkrankten verlangt werden (Corbin/Strauss

2010, S. 352). Ähnlich komplex ist es mit den geforderten Kompetenzen. Folgende Kompetenzbereiche können als notwendig herausgestrichen werden:

- Problemlösungskompetenz
- Selbstbeobachtung
- Widerstandsfähigkeit
- Kontroll- und Steuerungskompetenz
- Flexibilität bei gleichzeitig vorhandener Stabilität
- Handlungsfähigkeit

Diese Kompetenzen sind als wichtige Krankheitsbewältigungs- oder auch Selbstmanagementkompetenzen zu nennen (Schaeffer 2017, S. 80).

Überleitend von notwendigen Kompetenzbereichen, speziell der Handlungsfähigkeit, soll zu einem weiteren beobachtbaren Phänomen geleitet werden.

5.6 Readiness for Treatment

Sich der Frage der Therapiebereitschaft zuzuwenden, ist dann von Nöten, wenn eine Therapieentscheidung keiner sofortigen Entscheidung in einer lebensbedrohlichen Situation bedarf, sondern wenn Handlungs- und Gestaltungsspielräume vorhanden sind.

> Therapiebereitschaft kann für Erfolg oder Misserfolg eines Krankheitsregimes mitentscheidend sein.

Readiness kann auch als Voraussetzung für einen erfolgreichen Lernprozess der Patient*innen im Rahmen des Selbstmanagements gesehen werden. Readiness, als Konzept der Pflege, versteht die Bereitschaft Selbstversorgungskompetenzen zu entwickeln, um risikoreiches Verhalten oder den Lebensstil zu verändern. Readiness ist das Ergebnis eines komplexen, dynamischen und zirkulären (nicht linearen) Entscheidungsprozesses, der im Spannungsfeld „Befindlichkeit – Verstehen – Interaktion mit anderen", steht. Unter der gegenseitigen Einflussnahme dieser drei Aspekte ist ein ständiger Anpassungsprozess notwendig (vgl. Kap. 4.1.5 Arbeitslinien nach dem Trajektmodell) (Dalton&Gottlieb 2003, S. 109–110; Fringer&Arrer).

Aus den Phasenverläufen des Trajektmodells geht klar hervor, dass die Diagnosestellung einer chronischen Krankheit emotional belastend sein kann. Emotionen wie Angst oder Unsicherheit prägen diese Phase und beeinflussen daher auch die Entscheidungsfähigkeit der Betroffenen. Die wichtige Frage „Soll ich mich für oder wider eine Therapieempfehlung entscheiden?", kann zu einem länger andauernden Prozess werden. In dieser Phase fühlen sich Betroffene aber oft auf sich alleine gestellt. Eine verzögerte „Readiness" kann sich daher nachteilig auf den weiteren Krankheitsverlauf und auf die Adhärenz auswirken.

Das therapeutische Team nimmt Einfluss auf den „Readiness"-Prozess bei chronisch Erkrankten, aber auch bei jenen Menschen, die sich aufgrund eines progredienten Verlaufs in der palliativen Versorgung befinden.

> Die Rolle der Pflegeperson ist die einer Vermittlung, welche die Ambivalenz im Entscheidungsprozess wahrnimmt, diese anspricht und gemeinsam mit den Betroffenen versucht, eine Lösung zu erarbeiten.

Readiness – die Bereitschaft, Entscheidungen zu treffen – kann in drei Stadien unterteilt werden.

1. Bewusstwerden der Notwendigkeit für Veränderung
2. Abwägen und Bewerten der neuen Situation/Abwägen von Kosten-Nutzen
3. „Planning for action"/Einleiten einer Veränderung

„Trigger moments" sind notwendig, um Readiness einzuleiten und Veränderungen auszulösen. Die Bereitschaft, sich zu entscheiden, kann unterschiedlich hoch sein, ganz in Abhängigkeit von der Persönlichkeit und von vorherrschenden Emotionen wie Angst, geringer Selbstwirksamkeit oder Depression. Vorhandene Unterstützung, der eigene Energielevel oder die Bedeutung des eigenen Gesundheitsproblems können als auslösendes Triggermoment fungieren. Vulnerable Patientengruppen tendieren zu einer geringeren „Readiness for treatment".

Das betreuende Team sollte eine Unterscheidung zwischen dem Bereitschaftsgefühl (desire to change) und der Bereitschaft zum Handeln (intent to take action) wahrnehmen. Aus Wunsch und/oder aktivem Handeln ergeben sich verschiedene Bereitschaftsgrade. Eine hohe Readiness kommt durch Aussagen wie „ich habe vor, X durch XY zu verändern" zustande – hier sind sowohl der Wunsch als auch eine Intention zum Handeln vorhanden. Ambivalente Situationen können durch „Ich möchte X ja wirklich verändern, aber ich kann nicht" zum Ausdruck gebracht werden. Der Wunsch ist vorhanden – „to take action" fehlt hier aber. Schlussendlich können bei niedriger Readiness sowohl Wunsch als auch Handeln fehlen (Dalton/Gottlieb 2003, S. 112).

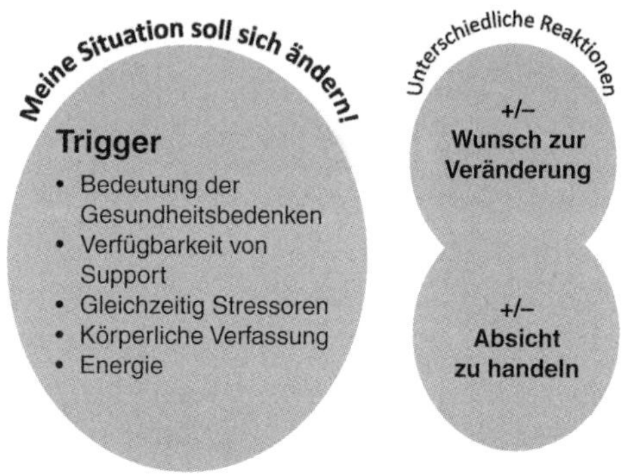

Der Readinessprozess					
	1. Realisieren der Notwendigkeit	↔	2. Abwägen von Kosten-Nutzen	↔	3. „Planning for Action“
Hoch	Eigene Grenzen verschieben	↔	Vorteile entdecken	↔	• Eine Entdeckung machen • Neue Ziele erstellen • Ausprobieren • Erstellen eines Backups • Bereit, den Schritt zu wagen
Ambivalent	Das Limit erreichen	↔	Auf der Suche nach Vorteilen	↔	• Neugierig werden • Ändern des Plans • Dinge ausprobieren • Die eigene Stimmung wahrnehmen
Niedrig	Ans Limit stoßen	↔	Blick auf die Kosten	↔	• Aus der Ferne beobachten • An alten Zeiten festhalten • Warten auf Richtungsvorgabe • Warten auf Hilfestellung

Abb. 15: The concept of readiness to change (Dalton/Gottlieb 2003, S. 111)

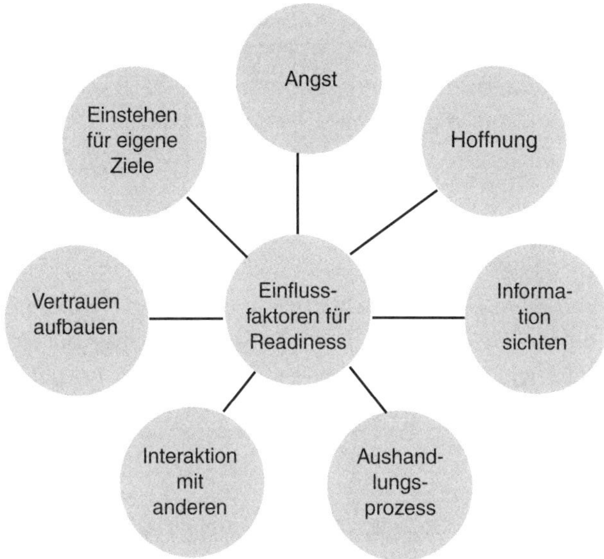
Angst
Einstehen für eigene Ziele
Hoffnung
Vertrauen aufbauen
Einfluss-faktoren für Readiness
Informa-tion sichten
Interaktion mit anderen
Aushand-lungs-prozess

Abb. 16: Einflussfaktoren für Readiness (Fringer/Arrer 2018, S. 312–315)

Die Diagnose einer schwer verlaufenden chronischen Krankheit löst häufig einen „latenten“ oder auch „manifesten“ Zustand von Furcht aus. Nicht zu wissen, wie es weitergeht, wie sich der Krankheitsverlauf entwickelt, macht Angst. Auch das Gefühl, eine Situation nicht beeinflussen zu können, tut das ihrige dazu. Angst und Unsicherheit beeinflussen die Entscheidungs- und Handlungsfähigkeit negativ. Das Entscheidungsdilemma, in dem sich Betroffene dann oft wiederfinden, wird durch das Gefühl des „mit der Situation allein gelassen zu werden“ und durch Einsamkeit verstärkt.

Als Indikator zur Veränderung und als Beginn des Bewältigungsprozesses ist das Erleben von Hoffnung zu sehen. Hoffnung gibt uns die Kraft und die Bereitschaft, Veränderungen einzuleiten. Vorsicht vor zu starken, nicht realistischen, zu optimistischen Erwartungen – diese können genau das Gegenteil im Behandlungsprozess auslösen. Sie gelten als Verursacher von Therapieabbrüchen. Demzufolge liegen Hoffnung und Hoffnungslosigkeit eng beisammen.

Eine gute Voraussetzung für „Readiness" ist das Verstehen der aktuellen Situation. Verstehen trägt wesentlich zur Entscheidungsfindung bei. Plötzliche Verschlechterungen und Zwischenfälle gefährden das fragile Gleichgewicht zwischen Verstehen und Nichtverstehen. Aus Angst vor weiterer Verschlechterung entscheiden Betroffene dann rasch, oft aus Unsicherheit. Diese Entscheidung passiert im Sinne von „Compliance", nicht basierend auf adhärentem Verhalten.

Im Prozess der Entscheidungsfindung kann auf die Notwendigkeit des Vorhandenseins von Health Literacy verwiesen werden. Informationen zu suchen und zu bewerten ist ein weiterer Schritt zur „Readiness". Auch hier kann wieder von einem Balanceakt zwischen Informationsflut und dadurch entstehender Verunsicherung sowie Information zur Befriedigung des Autonomie- und Handlungsbedürfnisses ausgegangen werden.

Die aktive Auseinandersetzung mit neuen Informationen löst einen Aushandlungsprozess, zunächst mit sich selbst, aus. Im nächsten Schritt suchen Betroffene einen Aushandlungsprozess mit anderen. Hier treten Pflegepersonen oder das gesamte therapeutische Team in Aktion. Das „Aushandeln mit anderen" gibt Betroffenen Gelegenheit, Gefühle, Bedenken oder auch Zustimmungen in Worte zu fassen. Statt sich alleine mit der Situation auseinanderzusetzen, findet ein wichtiger Austauschprozess statt. Diese „Interaktion mit anderen" kann den Entscheidungsprozess vorantreiben. In einer für die Betroffenen „vulnerablen" Phase ist ein Beziehungs- und Vertrauensverhältnis mit dem therapeutischen Team unumgänglich. Im Rahmen eines pflegerischen Beratungsgespräches ist es in der „Phase der Interaktion mit anderen" notwendig, die subjektive Sicht der Betroffenen und Partizipationswünsche wahrzunehmen und gegebenenfalls auch Ambivalenzen im Entscheidungsprozess zu akzeptieren. „Hohe" Readiness und aktives Handeln sind an vertrauensvolle Beziehungen mit dem betreuenden Team gekoppelt. Dafür brauchen Pflegepersonen gute Kommunikationskompetenzen, um dieser Notwendigkeit gerecht zu werden.

Im Kapitel 4.2 wurde die positive Sichtweise im Erleben chronischer Krankheit nach dem Modell von Mieke Grypdonck beschrieben. Die Bereitschaft, für eigene Ziele einzustehen und auch durch Selbstwirksamkeit diese Ziele zu erreichen, beeinflusst die Situation von chronisch Kranken positiv. Die Betroffenen erleben kein Gefühl der Hilflosigkeit mehr, sondern finden eigene Gestaltungs- und Entscheidungsmöglichkeiten im Krankheitsverlauf. Pflegepersonen sollen Interventionen planen, die einem Readinessprozess förderlich begegnen. Dementsprechend muss die Wechselwirkung zwischen Befindlichkeit, Verstehen und Interaktion berücksichtig werden. In der konkreten Umsetzung bedeutet das, Betroffene aktiv in den Entscheidungsprozess einzubinden und diese zu begleiten, wertzuschätzen und eine persönliche Entscheidung zu akzeptieren. Ein Einlassen auf die Bedürfnisse der Betroffenen ist ein Schlüssel, um Bedingungen zu öffnen, die zu einer reflektierten Entscheidungsfindung und Entschlussfähigkeit ihren Beitrag leisten (Fringer/Arrer 2018, S. 312–316).

Teil V
Health Literacy oder die Fähigkeit, gesundheitsrelevante Entscheidungen zu treffen

6 Selbstmanagement als Voraussetzung für Empowerment

“Patient empowerment puts the patient in the heart of services. It is about designing and delivering health and social care services in a way which is inclusive and enables citizens to take control of their health care needs.” (European Network on Patient Empowerment [ENOPE] o. D.)

Patient*innen gelten heute als aktive, mündige Partner*innen des Gesundheitswesens. Die notwendige Kompetenz, die Betroffene erreichen müssen, wird als **Empowerment** bezeichnet. „Empowern“ bedeutet „befähigen, sich managen“ – sich dazu befähigen, eigene, verantwortungsvolle Entscheidungen im Krankheitsmanagement zu treffen. Personen, denen diese Kompetenz zugeschrieben wird, werden mit folgenden Charakteristika beschrieben:

- fühlt sich in der Lage, mit Personen aus dem Gesundheitssystem Entscheidungen mitzutragen;
- fühlt sich in der Lage, Entscheidungen bezüglich Behandlungsoptionen zu tätigen;
- versteht die Notwendigkeit, langfristige Veränderungen im Lifestyle umzusetzen, um den Gesundheitszustand zu verbessern;
- trägt für seine eigene Gesundheit die Verantwortung und fordert notwendige Hilfe an;
- versteht den Einfluss des Gesundheitszustandes auf den Körper (European Network on Patient Empowerment [ENOPE] o. D.).

Der Begriff Empowerment stammt von dem US-amerikanischen Sozialwissenschaftler Julian Rappaport. Empowerment bezeichnet einen Prozess, „bei dem Menschen lernen, ihr eigenes Leben zu meistern" und bedeutet im Kontext einer chronischen Erkrankung, dass die Betroffenen in der Lage sind, Strategien und Maßnahmen im Krankheitsmanagement erfolgreich in ihrem Alltag umzusetzen, um das höchstmögliche Maß an Autonomie und Selbstbestimmung zu erlangen.

Alltagskompetenzen sollen umgesetzt werden können, damit ein **eigenständiges und selbstbestimmtes Leben** in höchstmöglicher Zufriedenheit gestaltet werden kann. Empowerment erweitert die Entscheidungsmöglichkeiten der betroffenen Personen.

Eine wichtige Voraussetzung für die Selbstbefähigung ist der Erwerb von **Problemlösungskompetenzen**. Das bedeutet, dass chronisch Kranke und ihr soziales Umfeld (Angehörige) im Rahmen von Schulungen durch das Gesundheitspersonal auf diese Kompetenz vorbereitet werden müssen. Einfluss auf den Erwerb von Problemlösungskompetenzen haben die kognitive Situation, die Schwere und Ausprägung der Erkrankung und in großem Ausmaß die Motivation der Betroffenen (Haslbeck 2016, S. 66).

Die Motivation kann wiederum stark mit den Krankheitsphasen des Trajektmodells in Verbindung gebracht werden. Wie im Trajekt deutlich wird, ist auch beim Selbstmanagement eine Kooperation zwischen den Mitarbeiter*innen des Gesundheitswesens und den Erkrankten notwendig. Paternalistische Arzt-Patienten-Konstellationen erweisen sich beim Erlernen von Problemlösungskompetenzen als absolut hinderlich.

Empowerment ist ein Sammelbegriff für Patientenkompetenzen, die Patient*innen befähigen sollen, Therapieansätze kritisch zu bewerten.

„Bewerten" meint, dass chronisch Kranke Behandlungsoptionen in ihren Alltag integrieren und sich mit diesen Behandlungsmaßnahmen einverstanden erklären müssen. Um diesen Anforderungen gerecht zu werden, gibt es seit den 1960er-Jahren bereits das Konzept der Selbstmanagementförderung. Der Begriff des Selbstmanagements entstand aus der Notwendigkeit heraus, asthmakranke Kinder im Umgang mit ihrer Erkrankung zur Eigenkompetenz zu fördern. Dazu war es aber notwendig, die bisher passiv geprägte Patientenrolle mit Mitgestaltungspotenzialen auszustatten (Haslbeck/Schaeffer 2007, S. 82).

Ausgestattet mit diesem Ziel, prägte das **Selbstwirksamkeitskonzept** oder „self efficacy" von Bandura (1997) die theoretische Basis des Selbstmanagementansatzes.

Selbstwirksamkeit ist das Vertrauen, das Individuen in ihre eigenen Fähigkeiten setzen, um ein Ziel schlussendlich auch zu erreichen.

Ein gewisses Maß an Selbstwirksamkeit ist notwendig, damit Menschen das Gefühl von Selbstvertrauen und Zufriedenheit entwickeln können. Das Konstrukt der Selbstwirksamkeit (*self efficacy*) bezieht sich auf die Einschätzung eigener Kompetenzen und Handlungen und inwiefern man in der Lage ist, diese Handlungen auch erfolgreich auszuführen.

> Für chronisch Kranke bedeutet das, ein Leben mit Schwierigkeiten und Unkalkulierbarkeit auch aus eigener Kraft erfolgreich zu bewältigen.

Kompetenzen, die in der Umsetzung genutzt werden, sind unter anderem

- realistische Zielsetzung,
- Ausdauer,
- Nutzung von bewährten Strategien,
- Umgang mit Misserfolgen. (Beierlein et al. 2012, S. 7)

Kritisch gilt es anzumerken, dass das Selbstmanagement als eigenständiges Konzept unscharf ist und schlecht abgegrenzt werden kann. Selbstmanagement muss von *self care* und auch von Patientenedukation getrennt werden und wird als Sammelbegriff für viele Interventionsmöglichkeiten angesehen (Haslbeck 2011, S. 159).

Weiters ergibt sich die Schwierigkeit, die Langzeiterfolge von Selbstmanagementförderung valide einzuschätzen und zu messen. Trotz aller Kritik wird der Selbstmanagementförderung eine hohe praktische Relevanz zugesprochen, und sie wird als wichtiger Bestandteil eines funktionierenden *Chronic Care Managements* im Sinne einer optimalen Versorgungseinheit für chronisch Kranke angesehen.

Selbstmanagementförderung braucht eine nachhaltige Integration in das Gesundheitssystem. Das gelingt durch die Vernetzung und Kommunikation verschiedenster gesundheitsrelevanter Organisationen. Networking verhindert, dass möglicherweise zeitgleich an verschiedenen Orten mit hohem Zeit- und Geldaufwand Angebote entwickelt werden, die dann nicht auf internationaler Ebene Fuß fassen können. 2011 wurden aus diesem Grund mehrere europäische Organisationen zu einem Netzwerk zusammengeführt; das Wissen darüber, wie Empowerment durch die Förderung des Selbstmanagements bei chronisch Kranken entwickelt werden kann, sollte ausgetauscht und dadurch auch politisch diskutiert werden (European Network on Patient Empowerment [ENOPE] o. D.; Haslbeck 2011, S. 159 f.).

Eines der wichtigsten Ziele dieses Konzepts ist der Versuch, die Erkrankten in ihrer Eigenkompetenz und Autonomie zu stärken. Selbstmanagement kann als Konzept zur Bewältigung chronischer Krankheit betrachtet werden. Der Begriff „Selbstmanagement" dient primär der Beschreibung, mit welchen Herausforderungen chronisch Kranke auf subjektiver Ebene konfrontiert sein können. Management im Weiteren bedeutet, dass die Betroffenen dadurch in einem ständigen **Anpassungs- und Bewältigungsprozess** stehen. Diese Bewältigungserfordernisse erweisen sich auch als Belastung für das gesamte familiäre System.

Selbstmanagement kann auch dahingehend beschrieben werden, dass durch einen **strukturierten Kompetenz- und Wissenserwerb** die Patientenautonomie wiedererlangt und gefestigt werden soll, wenn man den vielschichtigen Herausforderungen durch den aktiven Umgang mit der Erkrankung positiv und erfolgreich begegnen kann (Haslbeck/Schaeffer 2007, S. 84).

Interventionen zielen auf eine **Handlungsebene** ab. Das bedeutet, dass **Handlungsstrategien**, die individuell gesucht werden, in der Krankheitsarbeit so zu optimieren sind, dass die Eigeninitiative gefördert werden kann. Den chronisch Kranken gelingt es dann, mit oder ohne professionelle Hilfe die passive Patientenrolle zu verlassen, um die physischen und/oder psychischen Merkmale von Krankheit zu meistern. Handlungsstrategien richten sich in erster Linie **auf die Kranken als Personen** und nicht auf ihre Krankheit selbst.

„Gelingt es nicht, das durch die Krankheit erschütterte Leben wieder zu einem Ganzen zusammenzusetzen (...), fehlen wichtige Voraussetzungen der Krankheitsbewältigung" (Corbin/Strauss 2004, S. 87). Aus diesem Zitat lassen sich die Hauptaufgaben des Selbstmanagements ableiten:

- Kontrollerhalt trotz unberechenbarer Verlaufsdynamik;
- Reduktion von Verunsicherungen durch die Unkalkulierbarkeit des Krankheitsverlaufs;
- positive Gestaltung der Rollenumschichtung;
- optimaler Umgang mit Ambiguität;
- präventiver Ansatz zur Erhebung und Sicherung der verbleibenden Gesundheit, um Abwärtsbewegungen zu vermeiden;
- Förderung der Nutzerkompetenzen (Empowerment) als übergeordnetes Ziel.

Diese Ziele sind nicht einfach umzusetzen. Hier kann wieder auf Empowerment zurückgegriffen werden: Empowerment – die „Befähigung" – unterstützt die Kranken dabei, sich über die Wünsche und Zielvorstellungen als Nutzer*in klar zu werden und diese Ziele vor dem (eher noch immer paternalistisch geprägten) Gesundheitswesen zu vertreten.

Vor dem Hintergrund, der in Teil IV, „Phänomene und Ausprägungen chronischer Erkrankungen unmittelbar an den Betroffenen", aufgezeigt wurde, wird sichtbar, dass Selbstmanagement kein einfaches Unterfangen darstellt. Es soll trotz aller Belastungen und Hürden dem Erhalt der verbleibenden Gesundheit förderlich sein und dazu beitragen, dass trotz „bedingter Gesundheit" ein eigenverantwortliches und autonom geführtes Leben möglich wird (Haslbeck/Schaeffer 2007, S. 87).

Selbstmanagement stellt eine zunehmend bedeutende Alltagskompetenz zur Krankheitsbewältigung dar. Es geht dabei um die Ermächtigung zum Handeln durch das Individuum. Gesundheit wird demnach nicht nur durch die individuellen Strategien eines Menschen, sondern auch von der Politik mitbestimmt. Den Einzelnen müssen auf politischer und gesellschaftlicher Ebene neue Möglichkeiten geschaffen werden, sich zu empowern und zu stärken. Durch unsere Gesundheitsgesellschaft wird vom Individuum mittlerweile ein gewisses Maß an Gesundheitskompetenz erwartet. Ein Fehlen dieser Kompetenz wird als Misserfolg der Einzelnen gewertet, ungeachtet der Tatsache, dass verschiedene Bereiche des Gesundheitswesens und der Konsumwelt sehr unübersichtlich sind. Beide haben dem einzelnen Menschen gegenüber viel Macht, vor allem durch die von ihnen getragene Intransparenz ihrer eigenen Organisationsstrukturen. Empowerment wird daher als starker individueller und gesellschaftlicher Faktor innerhalb der Machtverteilung zwischen dem Individuum und gesundheitskompetenten Organisationen angesehen. Das bedeutet, dass bei Gesundheitskompetenz große Ungleichheiten deutlich werden. In gesundheitspolitischen Fragen findet aber stetig eine Tendenz in Richtung bürgerorientierter Gesundheitspolitik statt. Politische Strategien umfassen demnach eine Abwendung vom hierarchischen Denken hin zu neuen Formen der zunehmenden Selbstkontrolle bis hin zur Entwicklung eigener Gesundheitskompetenz. In der Politik hält Gesundheitskompetenz langsam Einzug und verankert dadurch das Recht auf Transparenz und Mitsprache bei der eigenen Gesundheit – dies wird in der Literatur als *Health Literacy* beschrieben (Kickbusch 2017, S. 7 f.).

6.1 Health Literacy zwischen Solidarität und Eigenverantwortung

Eine europäische Studie zur Gesundheitskompetenz (HLS-EU) in Europa versucht mit verschiedenen Partnerinstitutionen aus acht Ländern an der Universität von Maastricht internationale Ziele zur Gesundheitskompetenz zu erarbeiten. Die Vorgehensweise gestaltet sich dabei wie folgt:

1. Erarbeitung eines Instruments zur Messung der Gesundheitskompetenz;
2. erstmalige Datenerhebung in acht europäischen Mitgliedsstaaten und Benchmarking der Daten;
3. Ausarbeitung von nationalen Gesundheitskompetenzplänen;
4. Schaffung verschiedenster Förderstrategien;
5. Etablierung eines European Health Literacy Networks (Pelikan/Kristin 2017, S. 93).

6.1.1 Interventionen und Selbstmanagementkompetenzen

Eine zentrale Position nehmen die Eigenständigkeit und die aktive Rolle von chronisch Kranken ein. Egal wie, diese Personen müssen ihre Situation bewältigen. Im Sinne des Empowerments werden Betroffene als Expert*innen ihrer Erkrankung bezeichnet, die ausreichende Kompetenzen besitzen, um ihr Leben eigenständig zu bewältigen. Möglicherweise wird kurzfristig Unterstützung notwendig, um Kompetenzen bedürfnisgerecht zu erweitern oder zu optimieren.

ⓘ Kompetenzförderung ist mehr als Wissensvermittlung!

Natürlich ist es unumgänglich, Krankheitswissen oder Kenntnisse über das Versorgungssystem zu erwerben. Insofern ist Informationsvermittlung auch für die Förderung des Selbstmanagements bedeutsam. Doch Wissensvermittlung spielt nur so lange eine Rolle, wie sie die eigenen Fähigkeiten der Betroffenen unterstützt.

Insofern muss die Förderung des Selbstmanagements **problemorientiert** verfahren. Das bedeutet, dass Erkrankte die selbst wahrgenommenen Probleme artikulieren. Das durch eigene Artikulation entstandene neue Problembewusstsein unterstützt in weiterer Folge die Bewältigung der Probleme. Wir befinden uns hier bereits stark im Bereich des Counseling bzw. der Beratung. Beratung lässt die Abkehr von herkömmlichen Patientenrollen stark sichtbar werden. Gleichrangigkeit, symmetrische Kommunikation, Beziehungsstrukturen und partnerschaftliche Akzeptanz seien an dieser Stelle nur kurz erwähnt. Selbstmanagementförderung erfolgt nicht nur aus edukativen Ansätzen heraus, sondern soll supportiv, also unterstützend, zur Entscheidungsfindung beitragen. Interventionen, die das Selbstmanagement fördern, überschneiden sich daher, was etwa durch die Schwierigkeit, Aspekte der Edukation und der Prävention zu trennen, sichtbar wird.

Was gilt es für die Betroffenen also, als Selbstmanagementkompetenzen zu erwerben?

1. *decision making* (Entscheidungsfindung);
2. *resource utilization* (Nutzbarmachen von Ressourcen);
3. *self tailoring* (Selbstorganisation);
4. *forming a partnership with health care providers* (Herstellen von tragfähigen Beziehungen zum Versorgungssystem);
5. *taking action* (Planung von Handlungen).

Probleme müssen als Erstes erkannt, definiert und selbst eingeschätzt werden können. Von ausschlaggebender Wichtigkeit ist der Erwerb einer **Problemlösungsfähigkeit** („problem solving"). Für chronisch Kranke bedeutet das, eine gute Selbstwahrnehmung und Selbstdeutung zu besitzen, um mögliche Probleme im Krankheitsverlauf überhaupt zu erkennen.

Problemwahrnehmung und Problemeinschätzung können trainiert werden, um in weiterer Folge **Lösungsansätze** zu entwickeln. Lösungskompetenz kann aber nur dann entwickelt werden, wenn **tragfähige Entscheidungen** („decision making") getroffen werden können. Hier stößt das Konzept der Selbstmanagementförderung stark an Beratungs- und Edukationsinhalte. Erst wenn Wissen über die Krankheit selbst, über ihren Verlauf, ihre Begleitumstände und viele andere Dinge mehr erworben wurden, kann es der betroffenen Person gelingen, Entscheidungsmöglichkeiten zu sondieren, zu bewerten und zu prüfen. Die Vor- und Nachteile müssen subjektiv abgewogen werden, um die subjektiv beste und auch tragfähigste Entscheidung zu treffen.

Der nächste Schritt besteht in der Überprüfung der vorhandenen **Ressourcen** *(resource utilisation)*. Es gilt zu erkennen, ob es sich um eine nutzbare, tragfähige Ressource handelt. Kann die Ressource dauerhaft eingesetzt werden oder muss man nach Alternativen suchen? Auch dieser Schritt ist wieder problemlösungsorientiert, um in weiterer Folge Lösungen zu finden. Betroffene sind in diesem Prozess aber nicht auf sich alleine gestellt, sondern sollen tragfähige **Beziehungen zu professionellen Systemen und Akteur*innen** aufbauen („forming a partnership with health care providers"). Tragfähige Beziehungen entstehen, wie bereits erwähnt, aus **symmetrischen Beziehungsstrukturen**. In der Literatur wird in diesem Zusammenhang von *shared decision making* gesprochen – ein Ansatz, der symmetrische, gleichberechtigte Entscheidungen zwischen professionellen Akteur*innen und Betroffenen fördert. Professionelle Akteur*innen möchten in diesem Konzept den Erkrankten an der Gestaltung therapeutischer und/oder versorgender/pflegender Prozesse aktiv mitbeteiligen.

Aus der Beschreibung der notwendigen Kompetenzen erkennt man neben **edukativen Elementen** aber eben auch **supportive Anteile**. Chronisch Kranke werden somit als Ko-Produzent*innen betrachtet, die in der Bewältigung ihrer chronischen Krankheit eine **partizipative Rolle** einnehmen (Haslbeck/Schaeffer 2007, S. 88). Im Sinne der personalen Ressourcensicherung ist es aber wichtig, auch zu den informellen Helfer*innen tragfähige Beziehungen aufzubauen. Als letzten Schritt gilt es, **Handlungen** zu **planen**, dauerhaft umzusetzen und zu evaluieren, ob das erwünschte Ziel auch erreicht werden konnte *(taking action)*. Gerade in diesem Abschnitt ist es notwendig, von professionellen Akteur*innen des Gesundheitssystems Hilfestellung zu bekommen. Für professionelle Berufsgruppen bedeutet dies, dass Problemlösungen an **individuelle Situationen angepasst** werden müssen, um auf diese Weise den Alltagsanforderungen der Betroffenen gerecht zu werden *(self tailoring)*.

Zusammenfassend kann gesagt werden, dass die einzelnen Abschnitte des Problemlösungshandelns den Phasen des Pflegeprozesses sehr ähnlich sind. Die betreuenden Personen können die Phasen des Pflegeprozesses wiederum gut in Kenntnisse über das Trajektmodell integrieren. Somit kann der Kreis zwischen Theorien und Modellen für chronische Krankheiten und direkter Pflege- und Betreuungsplanung geschlossen werden.

Aber Vorsicht! So optimal dieser Endzustand der Mitbestimmung, Autonomie und bestmöglichen Bewältigung auch erscheinen mag, so ist zu bedenken, dass infolge der immer knapperen finanziellen Ressourcen Selbstmanagement instrumentalisiert werden könnte und dann ökonomischen Motiven dienen würde – ungeachtet der

Tatsache, dass nicht jeder Mensch mit einer Umverlagerung der Verantwortung vom behandelnden System hin zu den Patient*innen einverstanden ist. Nicht jeder möchte verstärkte Mitentscheidung und Verantwortung in Bezug auf die Behandlung oder das eigene Krankheitshandeln.

Autonomie darf unter keinen Umständen als Umverteilung der Verantwortung einzig zu den Betroffenen hin angesehen werden. Sie ist als Instrument gedacht, um vor dem Hintergrund des Gesundheits- oder Behandlungssystems die Position der Kranken zu stärken (Haslbeck/Schaeffer 2007, S. 92).

6.1.2 Beispiel eines Interventionskonzeptes im Sinne des Selbstmanagements bei komplexen Medikamentenregimen

Nach der Darstellung notwendiger Kompetenzen zur Förderung des Selbstmanagements soll am Beispiel der Medikamenteneinnahme bespielhaft ein Interventionskonzept vorgestellt werden.

Wenn an die Anforderungen eines Krankheitsmanagements gedacht wird, nimmt man rasch eine komplexe Medikamenteneinnahme an. Ein Großteil der verschreibungspflichtigen Medikamente entfällt auf multimorbide Patientengruppen. Neun von zehn Personen im Alter von 75 und mehr Jahren (89 %) nehmen ärztlich verschriebene Medikamente ein. Frauen nahmen in allen Altersgruppen häufiger ärztlich verordnete Medikamente als Männer (Statistik Austria 2014a).

Aufgrund der im Alter meist vorherrschenden **Multimorbidität** verändern sich die pharmakologischen Wirkungen; Neben- oder Wechselwirkungen nehmen zu. Ursache dafür ist beispielsweise eine verzögerte renale Elimination oder die veränderte Resorption von Wirkstoffen. Multimorbidität betrifft hauptsächlich die Bevölkerungsgruppe der über 80-Jährigen. In dieser Gruppe wird für das Jahr

2050 ein Zuwachs von 4 auf etwa 10 Millionen Menschen prognostiziert. Der Altersanstieg korreliert mit einer Zunahme der Polypharmazie (Holt/Schmiedl/Thürmann 2010, S. 543). Arzneimittel bleiben weiterhin eine wichtige Versorgungsmaßnahme bei chronischen Krankheiten, allerdings ergeben sich besonders bei älteren Menschen unerwünschte Arzneimitteleffekte. Unzureichendes Wissen über veränderte Pharmakokinetik und -dynamik beeinflusst die Medikamenteneinnahme möglicherweise negativ. Auch altersbedingte Einbußen der sensorischen und feinmotorischen Fähigkeiten können die Handhabung der Medikamenteneinnahme schwer beeinträchtigen (Müller-Mundt/Schaeffer 2011, S. 1).

Abhilfe schaffen kann eine eingehende Therapiebeobachtung, ein **systematisches Medikamenten-Monitoring**. Fehlt dieses, so führen eine schwierige Handhabung der Einnahmemodalitäten sowie mangelnde Adhärenz vonseiten der Patient*innen zu unerwünschten Nebenwirkungen. Die auf diese Weise ausgelösten Veränderungen im Wohlbefinden können verbal oft nur sehr schwer zum Ausdruck gebracht werden. Als logische Konsequenz werden Medikamente daher oft eigenständig abgesetzt. Das Absetzen und daher die scheinbar mangelnde Adhärenz werden in Studienergebnissen immer wieder dargestellt. Studienergebnisse beschreiben jedoch lediglich den Blickwinkel der Gesundheitsprofessionen (Banning 2009, S. 1505). Das **Erleben** der Betroffenen steht hier kaum im Fokus. Seit den letzten Jahren gewinnt aber genau diese Perspektive immer mehr an Bedeutung. Fehlerhaftes Medikamentenmanagement erhöht die Re-Hospitalisierungen, beeinflusst den gesamten Krankheitsverlauf negativ und zieht auch ökonomische Konsequenzen nach sich. Werden Betroffene gefragt, welche Anforderungen ein komplexes Medikamentenregime ihnen abverlangt, werden folgende Faktoren genannt:

- subjektiv wahrgenommener Gesundheitszustand;

- Integration in den Alltag;
- Krankheitsverständnis und Wissen um die Wirkungen und Nebenwirkungen;
- einfacher Zugang zu unterstützenden Organisationen. (Stauffer/Spichiger/Mischke 2015, S. 8)

Routine in der Medikamenteneinnahme, Selbstmanagement und die Möglichkeit, mitzuentscheiden, geben die Betroffenen als wichtige Punkte an. Der Alltag chronisch Kranker wird durch die Nebenwirkungen der Medikamente aber häufig stark beeinflusst. Nach einiger Zeit des Abwartens, ob sich der erwünschte Nutzen/Erfolg einstellt, wird der Nutzen hinterfragt. Ist das Vertrauen ins Gesundheitssystem gering, so verändert sich das Medikamentenregime negativ, was aus Sicht der Betroffenen auch verständlich und nachvollziehbar ist.

An dieser Stelle soll nochmals ein Exkurs zu den beiden Begriffen **Adhärenz und Compliance** eingeschoben werden. Compliance beschreibt das Maß der Treue oder des Gehorsams beim Befolgen der Therapieanordnungen. Sie steht somit stark im Gegensatz zum Bild der mündigen, selbst entscheidenden Patient*innen, die auf der Grundlage von Empowerment handeln, selbstverantwortlich Kontrolle über ihr eigenes Leben und daher auch für ihre Krankheit übernehmen. Eine provokante Frage geht daraus hervor: Sollte Non-Compliance nicht Ausdruck von Autonomie und Selbstbestimmung sein? Ist das Absetzen oder eigenmächtige Verändern eines Therapieplans aufgrund starker Nebenwirkungen nicht Ausdruck autonomer Entscheidungen, um den Alltag wieder zu optimieren?

Der Unterschied zur Adhärenz besteht darin, dass adhärentes Verhalten **niemals ohne Abstimmung** und in weiterer Folge nur mit Zustimmung der Betroffenen erfolgen kann.

Therapiepläne müssen im **Einverständnis** und auch mit dem **Recht der Ablehnung** gemeinsam mit den Betroffenen, die als aktive, gleichberechtigte Partner*innen im Behandlungsteam gelten, geplant werden.

Es ist schwierig, in Zahlen festzuhalten, ob der Medikamentenplan von chronisch Kranken durch compliante oder adhärente Interaktion erstellt wurde. Tatsache ist, dass es messbare Ergebnisse von fehlender Adhärenz gibt. Bei chronisch Kranken liegt die Rate der Medikamentenadhärenz bei 50%; langfristige Veränderungen des Lebensstils (Ernährung, Bewegung) liegen noch darunter. Es wäre jetzt allerdings völlig falsch, zu behaupten, dass nicht adhärentes Verhalten (wir gehen von dieser Interaktionsform aus) ein Resultat von Unfähigkeit oder unverantwortlichem Handeln ist. Die wichtigsten Gründe, eine Therapie abzubrechen, sind

- Nebenwirkungen,
- das Fehlen des persönlichen Nutzens der Therapie sowie
- falsche Erwartungen an die Therapie. (Heesen et al. 2006, S. 234)

Ausbleibender Nutzen der Medikation, Zunahme von belastenden Symptomen, Schwierigkeiten der Integration in den Alltag ... kann Nicht-Adhärenz dann nicht eigentlich ein Ausdruck von Entscheidungsautonomie sein?

Vor dem Hintergrund dieser Ergebnisse müssen sehr rasch Konzepte zur Verbesserung der Gesundheitsversorgung und vor allem für die Qualität von Behandlungsentscheidungen entwickelt werden. **Shared decision making (SDM)** beschreibt solch einen Zugang **optimaler Entscheidungskommunikation**. Die subjektive Perspektive der Betroffenen muss in den Behandlungsprozess eingebunden werden.

Nach der Darstellung der problematischen Strukturen soll hier auf zwei teilweise unterschiedliche Studienergebnisse (Haslbeck 2008; Stauffer 2015) hingewiesen werden, die lebensweltnahe Konzepte zum Medikamentenregime aufzeigen. Vor dem Hintergrund der Multimorbidität chronisch Erkrankter steigt die tägliche Medikamenteneinnahme mit den vorher beschriebenen Auswirkungen für Betroffene. Eine Forschungslücke stellt das Fehlen evidenzbasierter Interventionen dar, die multimorbiden Menschen das Alltagsregime der Medikamenteneinnahme erleichtern soll. Studienergebnisse belegen bereits die Wichtigkeit der Kommunikation beim Spitalsaustritt, der schriftlichen Anweisungen für die Medikamenteneinnahme und der Informationen über die zu erwartenden Nebenwirkungen. Ziel der Studien war es, ab dem Zeitpunkt des Spitalsaustritts aus Sicht der Betroffenen das persönliche Medikamentenmanagement zu beschreiben. Das Beschreiben der eigenen Bedürfnisse soll ein besseres Verständnis für die Lebenswelt der Betroffenen schaffen (Stauffer/Spichiger/Mischke 2015, S. 9).

Krankheiten gehören für ältere Menschen zu ihrem Alltag. Sie werden von ihnen angenommen und die Betroffenen lernen, mit ihren Auswirkungen umzugehen. Der Alltag ist von Einschränkungen geprägt, die durch das Medikamentenregime zusätzlich erschwert werden. Der Umgang mit Multimorbidität ist daher eng mit der Einstellung gegenüber den eigenen Medikamenten verknüpft. Medikamente weisen für die Befragten in der Regel einen gewichtigen Sicherheitsaspekt auf und sollen Linderung bringen. Der Wunsch nach Eigenständigkeit trotz Alter und Krankheit ist groß, somit auch der Wunsch nach Eigenverantwortung in der Medikamenteneinnahme. Ältere Menschen benötigen und wünschen sich Wissen um Wirkung und Nebenwirkungen und entwickeln ihre Routinen im Organisieren der und im Erinnern an die Medikamenteneinnahme. Ergebnisse der Kategorien „Einstellung zu Medikamenten" und ihrer „Bedeutung und Verantwortung für die Medikamenteneinnahme" zeigen den Wunsch, die Selbstständigkeit beizubehalten. Das „Entwickeln von Routine zur Sicherheit", um die Einnahme nicht zu vergessen, wird nachfolgend gut beschrieben: „Am Abend, wenn im Fernsehen Reklame ist, (...) dann gehe ich meinen Tee machen, dann nehme ich immer meine Tabletten, die neben dem Kocher stehen, so vergesse ich sie nicht" (Stauffer/Spichiger/Mischke 2015, S. 12). Die Ergebnisse bei Haslbeck können nicht so positiv interpretiert werden: „Ich nehme die Pillen, drehe mich herum und habe vergessen, dass ich die genommen habe. Ja, der Vorgang ist so nebensächlich geworden, dass ich mir den nicht merke ... Das ist schon ein Problem, weil ich das so ritualisiert habe." (Haslbeck 2008, S. 55)

Die Kategorie „Unterstützung durch Ärzte und Pflegefachpersonen" zeigt, dass sich einige der Betroffenen durch das behandelnde Team als gleichwertige Partner*innen wahrgenommen fühlen, andere wiederum meinen, vom Gesundheitspersonal nicht ernst genommen zu werden. „Ich habe gesagt, ich hätte den Mund voller Aphthen und könne nichts essen. Der Doktor hat gesagt, er bringe mir etwas, es ist nie gekommen: Da fühlt man sich nicht ernst genommen" (Stauffer/Spichiger/Mischke 2015, S. 13).

Oft werden auch langejährige, scheinbar bewährte Therapien umgestellt, die Informationen beim Spitalsaustritt bleiben minimal und daher unzureichend: „Am Morgen kam eine neue Pflegefachfrau. Ja, ich denke, das ist darum, dass es drunter und drüber ging" (Stauffer/Spichiger/Mischke 2015, S. 13). Viele Betroffene haben nicht die Kraft, während der Entlassungsphase selbstständig Informationen einzuholen. Entlassungsdokumente bleiben ungelesen, werden dann sofort oder auch zeitverzögert dem/der Hausärzt*in übergeben. Hausärzt*innen stellen die wichtigsten Vertrauenspersonen dar.

Zusammenfassend kann gesagt werden, dass die Grundhaltung der Betroffenen hinsichtlich Medikamenten im Zusammenhang mit Multimorbidität bei Stauffer (2015) als eher positiv dargestellt wird. Die Betroffenen wollen autonom und gut informiert handeln können. Sie sehen sich selbst als „aktive und normale Erwachsene" an. Diese Ergebnisse zeigen – anders als andere Studienergebnisse –, dass weder das Medikamentenregime noch der Zustand der Multimorbidität als immens belastend erfahren wird. Es ist den Menschen bewusst, dass ihre Krankheit in ihr Leben integriert und dadurch ein höheres Maß an Zufriedenheit erreicht werden kann.

Haslbeck hingegen (2008) erhält Antworten älterer Menschen, in denen der Wunsch nach einem „normalen Leben" ohne Medikamente deutlich gemacht wird. Die Ergebnisse von Stauffer (2015) beschreiben Krankheit als zum Alter gehörend. Die Betroffenen entwickeln Selbstmanagementstrategien (Gedächtnisstützen, Erinnerungshilfen, Routinen), um das Medikamentenregime eigenverantwortlich umzusetzen. Haslbeck (2008) beschreibt die Situation der Medikamenteneinnahme als für die Betroffenen stark irritierend und verunsichernd. Umschrieben wird das als „Adhärenzstress": „Ich habe das angesprochen: Wie mache ich das, dass ich daran denke? (die Medikamenteneinnahme; Anm. d. Autors) Aber da kommen auch keine tollen Hilfen, ... die konnten mir nur sagen, du musst dir Schritte überlegen, wie du das machst." (Haslbeck 2008, S. 54)

Bei Stauffer urteilen die Betroffenen, dass eine Umstellung der Medikamente für sie kein Problem darstelle. Das könnte allerdings auf den Umstand zurückzuführen sein, dass die bei Stauffer 2015 befragten Personen jahrelang routinierte Medikamenteneinnahmen praktizierten.

Verunsicherung gibt es aber beim Übergang vom stationären Aufenthalt nach Hause. Dieser Übergang ist begleitet von zu wenigen Informationen und auch von mangelndem Respekt seitens des Behandlungsteams. Die Betroffenen sehen sich als nicht ausreichend oder aber zum falschen Zeitpunkt informiert. Laut Stauffer 2015 kommt es durch die Entlassung nach Hause aber nicht sofort zu Überforderung, sondern zunächst zu einer Konsultation der Hausärzt*innen, welche als wichtigste Vertrauenspersonen genannt wurden. Im Gegensatz zu der oft geäußerten Annahme, dass ältere Menschen im Zusammenhang mit ihrem Medikamentenmanagement wenig Verantwortung übernehmen wollen, finden sich in dieser Studie auch entgegengesetzte Bedürfnisse. Die Betroffenen wollen eine aktive Rolle einnehmen und sich als gleichwertige Partner*innen in den Therapieplan miteinbezogen wissen. Der fehlende Informationsfluss durch die Gesundheitsprofessionen unterbindet diesen Wusch. Mangelnde Information kann aber (wenn nicht, wie in diesen Studienergebnissen, die Hausärzt*innen viel an Alltagsarbeit im Medikamentenregime übernehmen) zu Hause zu einem Versagen der Einnahme und zu der vom Gesundheitsteam salopp gestellten Diagnose „nonadhärentes Verhalten" führen.

Trotz unterschiedlicher Studienergebnisse zeigt sich, dass das Medikamentenregime nach dem Spitalsaustritt eine für die Betroffenen sehr schwierige Phase darstellt. Mangelhaftes Fragen nach den Alltagsgewohnheiten im Zusammenhang mit dem Medikamentenregime führt mit hoher Wahrscheinlichkeit zu Unregelmäßigkeiten in der Medikamenteneinnahme. Daher braucht es lebensweltnahe Konzepte zur Medikamenteneinnahme, die aber bereits noch während des Spitalsaufenthalts einsetzen müssen. Konkrete Unterstützungsangebote zur Entwicklung von neuen Routinen bei veränderten Medikamentenverordnungen sind unerlässlich. Das bedeutet, dass Interventionskonzepte entwickelt werden müssen, die das Medikamentenregime im Alltag unterstützen. Gleichzeitig implizieren die eingesetzten Interventionskonzepte eine Erweiterung des Pflegehandelns. Vor allem Pflegepersonen müssen edukative Aufgaben übernehmen, die bislang nur begrenzt durchgeführt wurden. Müller-Mundt und Schaeffer haben dazu ein Interventionskonzept in zwei Arbeitsschritten entwickelt:

Schritt 1: ist die Qualifizierung und Kompetenzsteigerung in der Patientenedukation für Pflegende in der häuslichen Pflege;

Schritt 2: ist die Förderung der Kranken in ihren Selbstmanagementfähigkeiten durch die Einführung eines Praxisleitfadens (Müller-Mundt/Schaeffer 2011, S. 119).

Der erste Schritt beinhaltet eine Veränderung der Sichtweise der Pflegenden. Durch die Übertragung eigenverantwortlicher Aufgaben an die Betroffenen wird sich das pflegerische Handeln zu mehr Patientenautonomie weiterentwickeln. Pflegepersonen müssen der Adhärenzsteigerung verantwortlich begegnen. Personen, die im Gesundheitswesen tätig sind, sollen für die Herausforderungen der Alltagsbewältigung sensibilisiert werden.

Ganz besonders für einen älteren Menschen stellt es eine Herausforderung dar, ein komplexes Medikamentenregime zu managen. Pflegepersonen haben hier die Verantwortung, non-adhärentes Verhalten durch die intensive Auseinandersetzung mit der kranken Person möglicherweise besser zu verstehen.

Als didaktische Vorgehensweise für ein besseres Verständnis der Patient*innen wählten Müller-Mundt und Schaeffer das **fallverstehende Lernen** aus. Fallverstehen ist die Voraussetzung dafür, aus der Perspektive von Betroffenen deren Lebenswelt zu erkennen und auf ihre Bedürfnisse und Wünsche konkret Rücksicht zu nehmen. Fallverstehen eignet sich, um Gesundheitsberufe für Patientenperspektiven zu sensibilisieren.

6.2 Self-care bei chronischer Krankheit am Beispiel von Riegel et al (2012): A middle-range theory of self-care of chronic illness

Die Idee der Selbstsorge oder Selbstliebe ist nicht neu und darf nicht mit Egoismus oder selbstsüchtigem Verhalten gleichgesetzt werden. Schon in der griechischen Antike wurde sie als eine Form der Selbstfürsorge zum zentralen Thema. Für Platon ist die Beschäftigung mit sich selbst notwendig, um die Seele gedeihen zu lassen. Dieses Wissen um sich selbst kann in Bezug zu anderen für die eigene Entwicklung genutzt werden. In den 1980er Jahren greift der französische Philosoph Michel Foucault das Thema der Selbstsorge wieder auf. Es geht ihm dabei um ein menschliches „Sich-zu-sich-selbst-Verhalten", also ein Sich-verhalten zur eigenen Existenz. In dieser „Kultur der Selbstsorge" stellt sich die Frage, wie zu sich selbst eine adäquate und erfüllende Beziehung hergestellt werden kann. Für diesen Weg nennt Foucault verschiedene Praktiken und Prinzipien, die er als zentral erachtet. Es geht hier nicht alleine um den antiken Imperativ „Erkenne dich selbst!" oder die moderne Auslegung im Sinne der Selbstoptimierung, sondern um das Verstehen, was uns ausmacht und wie wir uns Überprüfungen an den Grenzen zu uns selbst und zu anderen unterziehen. Foucault schlägt für ein gelingendes Leben auch konkrete praktische Übungen, wie etwa leichtes Körpertraining, Meditation, Lesen und das Niederschreiben der eigenen Gedanken, Auseinandersetzung mit den eigenen Wahrheiten … vor.

Selbstfürsorge bzw. Selbstversorgung wird in der Behandlung chronischer Krankheiten als ein unerlässliches Element gesehen. Schon in der Grand-theory von Dorothea Orem nimmt Self-care als die Ausübung von Aktivitäten, die Einzelpersonen für sich initiieren und leisten um Leben, Gesundheit und Wohlbefinden zu erhalten, eine zentrale Stelle ein. (Orem 1991, S. 117) Orems Theorie verfolgt die Annahme, dass jede*r Patient*in sich selbst versorgen sollte, aber der Verlust der Selbstpflegefähigkeit eine Pflegeintervention notwendig macht. Self-care ist ein zielgerichtetes Handeln. Dennoch lässt sich festhalten, dass die Theorie von Orem nicht an der Pflege von Patient*innen mit chronischen Krankheiten orientiert ist.

Riegel, Jaarsma und Strömberg (2012) beschreiben in der middle-range theory: „Self-care of chronic illness“ die Selbstsorge bzw. Selbstversorgung oder Selbstfürsorge als Voraussetzung im Prozess der Gesundheitserhaltung und Krankheitsbewältigung beim Management von chronischen Erkrankungen. Diese Theorie appelliert an alle Gesundheitsberufe, die in die Betreuung von Menschen mit chronischen Krankheiten involviert sind. Jeder Mensch unternimmt täglich ein gewisses Maß an Self-care. Erkrankt eine Person, rückt das Krankheitsmanagement und das Bedürfnis zur Selbsthilfe in den Mittelpunkt und macht sie zu einem/einer aktiven Teilnehmer*in im Krankheitsmanagement. Dennoch ist die Selbstversorgung nicht für alle Menschen gleich und über die Zeit nicht konsistent. Das beinhaltet auch im Folgenden das Konzept von Riegel et. al (2012): A middle-range theory of self-care of chronic illness.

Eine der Annahmen der Theorie ist, dass es Unterschiede zwischen genereller „Health-promoting Self-care“ („Gesundheitsfördernder Selbstfürsorge) und „Illness-related Self-care“ („Krankheitsbezogener Selbstfürsorge“) gibt. Die generelle „Health-promoting Self-care“ ist ein dynamischer, subjektiver Prozess, der durch Alter, Gender, Kultur, Bildung und sozioökonomischen Status beeinflusst wird. „Self-care“ in Zusammenhang mit chronischer Krankheit ist auch durch andere Personen (z.B. Gesundheitspersonal) beeinflussbar und hat direkte

Auswirkungen auf die Symptomlinderung, die Lebensqualität und das Überleben. Die zweite Annahme ist, dass durch die Interaktion von Gesundheitsanbieter*innen und deren Absicht, eine Beziehung mit den Patient*innen aufzubauen, die Motivation steigt, die Verantwortung für Self-care zu übernehmen, welche tatsächlich in deren Leben integriert werden kann. Durch die Förderung der „Self-care" werden Betroffene zu aktiven Protagonist*innen im Krankheitsverlauf.

Die Kernelemente dieser Theorie sind:
- „Self-care maintenance",
- „Self-care monitoring" und
- „Self-care management" (Riegel et al. 2012, S. 5)

Die Verhaltensweisen und Aktivitäten folgen nicht immer einer linearen Reihenfolge und können mitunter übersprungen werden.

6.2.1 Self-care maintance

Mit der „Self-care maintenance" ist die Erhaltung der Selbstfürsorge gemeint. Das sind Verhaltensweisen zum Erhalt der physischen und emotionalen Stabilität, zur Erhaltung der Gesundheit und Verbesserung des Wohlbefindens. Self-care konzentriert sich angesichts einer chronischen Krankheit auf die Selbstverbesserung. Diese Verhaltensweisen zielen auf den Lebensstil, den die Betroffenen selbst wählen und vor allem annehmen können, oder die medizinische Behandlung ab. Professionisten aus dem Gesundheitswesen, aber auch An- und Zugehörige, können diese Empfehlungen weiter geben. „Self-care maintance" profitiert von:
- der Reflexion der Nützlichkeit des Verhaltens
- Wachsamkeit bei der Ausführung
- laufender Bewertung des Nutzens
- Wirksamkeit der Aktivitäten

Um sich den ändernden Bedingungen im Zuge einer chronischen Krankheit anzugleichen, ist eine laufende Adaption erforderlich. Die Adhärenz ist dafür ein wesentlicher Bestandteil. Um die Adhärenz und die Annahme möglichst vieler Empfehlungen zu erreichen, ist eine Zusammenarbeit mit den Patient*innen notwendig. Schließlich müssen sie diese angebotenen Verhaltensweisen auch tolerieren und akzeptieren. (Riegel et al. 2012, S. 6)

6.2.2 Self-care monitoring

Unter „Self-care monitoring" ist die Selbstfürsorgekontrolle gemeint. Das Ziel ist es, das Eintreten einer Veränderung zu erkennen. Das ist ein Prozess, in dem die Betroffenen routinemäßig und achtsam die eigenen Körperfunktionen beobachten. Es kann in diesem Zusammenhang als ein Auf- und In-den-Körper-Hören verstanden werden. Die Betroffenen werden zur Erhaltung der physischen und emotionalen Gesundheit ermächtigt, diese Kontrollen selbständig durchzuführen. z.B. die routinemäßige Peak-Flow-Messung eines/einer Patient*in mit Asthma, um dann entsprechende Maßnahmen einzuleiten.

Dazu braucht es drei Kriterien:

- klinisch signifikante Veränderungen müssen erkennbar sein,
- es braucht zuverlässige Methoden, um Veränderungen festzustellen
- daraus müssen entsprechende Interventionen abgeleitet und geplant werden

Körperliche Veränderungen werden durch ein somatisches Bewusstsein erkannt, das sich über die Sensibilität für die körperlichen Empfindungen und Aktivitäten definiert. Emotionale Veränderungen werden durch persönliche Einsicht und zwischenmenschliches Bewusstsein sichtbar. Das Erkennen dieser Veränderungen anhand von

Symptomen oder Anzeichen setzt einen Entscheidungsprozess über die zu setzenden Maßnahmen in Gang oder es erfolgt eine Weitergabe der Informationen an das Gesundheitspersonal. (Riegel et al. 2012, S.7)

„Self-care monitoring“ kann als Verbindung zwischen „Self-care-maintenance“ und„Self-care-management“ gesehen werden.

6.2.3 Self-care management

„Self-care management“ beinhaltet eine Bewertung der physischen und psychischen Veränderungen, die auf die Krankheit selbst, deren Therapie oder auf Umgebungsfaktoren zurückzuführen sind. Das ist notwendig, um mit etwaigen Interventionen darauf zu reagieren. Es beinhaltet einen Prozess von Erkennen von Veränderung der Anzeichen und Symptome, Entscheidungsfindung über Selbstversorgungsmaßnahmen und schließlich die Bewertung der Ergebnisse dieser Maßnahmen. Betroffene mit einem höheren Bezug auf sich selbst können diese Veränderungen besser wahrnehmen, verstehen und entsprechende Schritte setzen. (Riegel et al. 2012, S. 8)

Obwohl jedes dieser Elemente für sich steht, funktionieren sie synchron zur Erhaltung der Gesundheit und zur Erleichterung des Krankheitsmanagements. Dennoch kommen auch Faktoren von außen dazu, die den Erfolg in der Selbstversorgung unterstützen.

6.2.4 Self-care und Entscheidungsprozesse

Grundlage für diesen komplexen Prozess der Self-care ist die Notwendigkeit, Entscheidungen zu fällen, um möglichst frühzeitig auf Anzeichen und Symptome reagieren zu können. Grundlage dafür ist die klassische Entscheidungstheorie, die analytische und systematische Methoden vorschreibt. Dennoch wurde im Rahmen der Theoriebildung festgestellt, dass Patient*innen eher selten analytisch und systematisch vorgehen. Die nachfolgend zitierten Autor*innen beschreiben, dass die Betroffenen einer naturalistischen Entscheidungsfindung folgen. Das beinhaltet ein automatisches, impulsives und kontextbezogenes Vorgehen in komplexen realen Situationen. Entscheidungen müssen trotz eher vager Optionen oft rasch getroffen werden. Sie sind den sich dynamisch entwickelnden Bedingungen, Unsicherheiten, Ambiguitäten, fehlenden Informationen, Zeitnot, schlecht oder vage definierten Zielen und hohem persönlichem Einsatz geschuldet. (Riegel et al. 2012, S. 8-9)

Ein wichtiger Faktor für Self-care ist die mit dem Wissenserwerb verbundene Reflexion oder Kontemplation. Self-care kann ausreichend oder unzureichend, absichtlich oder unbeabsichtigt, begründet oder unbegründet, automatisch oder zufällig sein. Der/die ideale Patient*in ist natürlich eine Kombination aus zielführender, reflektierender, ausreichender und begründeter Self-care. Um diesen Zustand zu erreichen, müssen Betroffene motiviert, gezielt informiert und angeleitet werden. (Riegel et al. 2012, S. 10)

Selbstfürsorge in Verbindung mit chronischer Krankheit ist für Patient*innen ein anspruchsvoller, komplexer Prozess. Als wichtigste Barrieren und als Erleichterung werden folgende Faktoren genannt:

- (Vor-) Erfahrung und Fertigkeiten
- Motivation
- Kulturelle Überzeugungen und Werte
- Gewohnheiten und tägliche Routine
- Funktionelle und kognitive Fähigkeiten
- Unterstützung durch andere
- Zugang zu Pflege (Riegel et al. 2012, S. 14-16)

Der Nutzen dieser Theorie besteht in ihrer Darstellung der Struktur und in der Einschätzung der Betroffenen durch das Gesundheitspersonal. So können maßgeschneiderte Interventionen an Patient*innen und ihre Fähigkeiten angepasst werden, um ihr Selbstfürsorgepotential auszuschöpfen. Selbstversorgung stärkt das Selbstbewusstsein und die Selbstwirksamkeit der Patient*innen und ist vorteilhafter und kostengünstiger als allgemeine Interventionen. Gleichzeitig entlastet sie das Gesundheitssystem.

6.3 Selbstmanagementstrategien pflegender Angehöriger schwerkranker Menschen

Selbstmanagementfähigkeiten braucht es aber nicht nur zur Adhärenzförderung, sondern auch um „Normalität" in instabile, durch Krankheit ausgelöste Situationen zu bringen. Eine Übernahme familiärer Pflege geht mit Veränderungen des normalen Alltags einher. Die Pflegeübernahme ist durch besondere Anforderungen gekennzeichnet und bedarf der Mobilisierung spezieller Ressourcen.

Hier werden die notwendigen Selbstmanagementstrategien bei der Versorgung Schwerstkranker und sterbender Menschen aufgezeigt, damit Normalität überhaupt noch aufrechterhalten werden kann. Chronisch kranke Menschen, die bis zu ihrem Tod zu Hause durch Angehörige gepflegt werden, gehören statistisch gesehen zur Minderheit. Dagegen ist der Wunsch, zu Hause sterben zu dürfen, hoch. Voraussetzung, um ihn zu erfüllen, ist ein gut funktionierendes familiäres Netzwerk, das als Ressource für die palliative Versorgung zu Hause angesehen werden kann (Kreye/Pleschberger 2014, S. 307). Familien sind während der Palliativversorgung Belastungen und Problemen ausgesetzt. Sie erkranken häufig selbst und fühlen sich für komplexe Pflege- und Versorgungsaufgaben nicht ausreichend gerüstet. Die wenigsten Familien haben sich in der Vergangenheit mit Sterben und Tod auseinandergesetzt und bringen dadurch kaum Erfahrung und Sicherheit im Umgang mit den Sterbenden mit.

Es bedarf familienorientierter Unterstützungskonzepte, damit Familien in extrem belastenden Phasen Selbstmanagementstrategien entwickeln können. Ein phasenhafter Krankheitsverlauf zwingt Angehörige ständig zur Neuorientierung und Anpassung ihrer Handlungsstrategien. Kontrolle über die Situation zu erlangen und ihr Wohlbefinden zu verbessern, darum müssen sich familienorientierte Unterstützungskonzepte kümmern. Kreyer und Pleschberger haben 2014 aus 13 qualitativen Studien Ergebnisse zu Selbstmanagementstrategien pflegender Angehöriger von sterbenden Menschen zusammengefasst. Eine aus Kanada stammende Studie von Duggleby et al. (2010) beschreibt: „Familien erleben in der Palliativsituation zu Hause multiple Transitionen in Bezug auf Umgebungsfaktoren (...) **Transitionen** werden als Bruch des familiären Lebens erlebt. Um das zu meistern, erfordert es ein „Navigieren durch unbekannte Gewässer". Sterben wird als instabiler Übergangsprozess verstanden. Trotzdem versuchen Familien, um Normalität zu kämpfen. Gelingt das, kann trotz der vulnerablen Zeit eine gewisse Stabilität und Kontrolle erlebt werden.

Was können Selbstmanagementstrategien für Familien bedeuten?

- die Situation anzuerkennen;
- soziale Hilfen zu nutzen;
- einen Ansatz von „Alltag" zu rekonstruieren;
- familiäre Beziehungen aufrechtzuerhalten;
- neue Kompetenzen zu erlernen und Beziehungen zu professionellen Helfer*innen herzustellen;
- die „Rollenveränderungen" anzunehmen. (Kreyer/Pleschberger 2014, S. 316)

Da **Transitionsprozesse** Übergangsprozesse darstellen, werden Rollen- und Beziehungsmuster dabei stark verändert. Transitionskonzepte kommen aus der Lebenslaufforschung und definieren einen Lebensabschnitt, in dem sich Entwicklung vollzieht. Übergangsprozesse stellen im Lebenslauf instabile Phasen dar, wodurch die Ereignisse einerseits zu einem Ungleichgewicht, andererseits aber auch zum Erlernen neuer Fähigkeiten führen können (Gabele/Budde/Spichinger 2015, S. 70). Transition kann nicht nur durch entwicklungsbedingte Veränderungen ausgelöst werden, sondern auch durch gesundheitsbedingte Faktoren. Erschwerend kommt hinzu, dass Angehörige neben der Rollenveränderung selbst die Angst erleben, in absehbarer Zukunft alleine zu sein. Oft ist es aber nicht mehr möglich, mit der kranken Person gemeinsam über Ängste, das Sterben, den Tod und die Zeit nach dem Tod zu sprechen. Beziehungsmuster können sich verstärken, können aber auch zu einer Verstärkung von Konflikten führen. Betreuende Angehörige sind im Sterbeprozess emotional extrem stark belastet. Gefühle wie Angst, aber auch Aggression und Wut, können oder dürfen nicht immer ausgesprochen werden. Allerdings kann häusliche Pflege auch als Möglichkeit angesehen werden, um Beziehungen zu stärken und aus der Pflegesituation heraus eigenes Wachstum und persönliche Weiterentwicklung zu erfahren.

Pflege am Lebensende wird als tiefer Riss wahrgenommen:

- Tempo und Rhythmus des Alltags haben sich verändert, wurden an die schwerkranke Person angepasst;
- nicht kalkulierbare Abwärtsbewegungen bringen unvorhersehbare Veränderungen im Tagesablauf mit sich;
- die Familien kämpfen ständig darum, den herausfordernden Alltag aufrechtzuerhalten, gewinnen aber oftmals nicht mehr die Oberhand.

Trotzdem sollte man versuchen, eine neue, veränderte familiäre Normalität in den Alltag einzubringen. Auch in dieser Phase kann immer noch eine Selbstmanagementstrategie entwickelt werden. Wichtig im Sinne des Selbstmanagements ist es, das Lebensende anzuerkennen; der Tod muss angenommen werden. Trotzdem aber darf Hoffnung erhalten bleiben: Hoffnung, noch eine kurze gemeinsame Zeit intensiv und bewusst miteinander zu verbringen. Hoffnung erfährt hier eine andere Definition: Sie kann auch gegeben sein, wenn Alltagsroutinen oder familiäre Gewohnheiten beibehalten werden. Der sterbende Mensch wird nicht nur als krank erlebt, sondern als Person und Familienmitglied. Hoffnung auf ein wenig Normalität ist eine nützliche Handlungsstrategie. Dass es einem „gut geht“, wird nach den Lebensumständen neu interpretiert.

Als **positive Handlungsstrategie** für alle pflegenden Angehörigen wird das Finden einer neuen Rolle beschrieben. Ihr muss das Selbstbild angepasst werden. Eine unbeabsichtigte Rollenveränderung wird als Überforderung wahrgenommen, beispielsweise wenn Angehörige die Pflegerolle einnehmen müssen, ohne es zu wollen.

Als **zentrale Handlungsstrategie** für pflegende Angehörige wird der **Erwerb von Pflege- und Betreuungskompetenzen** genannt. Tragfähige Kompetenzen werden durch strukturierte Informationen von Expert*innen gegeben, nicht durch „Versuch und Irrtum“. Der Erwerb neuen Wissens trägt zur Stabilisierung der Situation bei. Selbstmanagementstrategien umfassen hier Kenntnisse über die Erkrankung, die Therapie, den Krankheitsverlauf sowie eine realistische Einschätzung der Symptombelastung und des Leidens der Schwerkranken. Selbstmanagement bedeutet, Vertrauen und Sicherheit in die eigenen Fähigkeiten zu haben und den Übergangsprozess nicht als endgültigen Bruch des Lebens anzusehen.

Die Analyse der verwendeten Studie zeigt aber deutlich, dass es sich aus Sicht der Familien um einen instabilen Übergangsprozess handelt, der nur durch Ringen, Gegensteuern und Arbeit in ein wenig Normalität umgewandelt werden kann. Das Ziel muss sein, Angehörige in diesem Prozess intensiv zu unterstützen und Selbstmanagementaktivitäten zu fördern, indem individuell auf ihrem Wissen, ihren Kompetenzen und auch ihren eigenen Fähigkeiten aufgebaut wird. Selbstmanagementförderung von Familien muss an den Bewältigungsstrategien der gesamten Familie ansetzen. Die Familie muss als System angesehen werden – Selbstmanagementstrategien lassen sich am besten dann umsetzen, wenn das behandelnde Team unterstützend einwirkt (Kreyer/Pleschberger 2014, S. 322).

Wird die Perspektive von Angehörigen bzw. Familien und den chronisch Kranken gleichermaßen eingenommen, spricht man von einer systemischen Perspektive, bezogen auf die Bewältigungsstrategien von Familien. Konkret bedeutet das, dass der (drohende) Verlust eines Familienmitglieds als Transition für das gesamte System Familie bedeutsam wird. Familienorientierte Pflege betrachtet die Familie als Einheit/als System. Der familiäre Lebenszyklus beinhaltet daher das familiäre Leben im Kontext der gesamten Familie. Diesen Ansatz gilt es auch bei der Versorgung chronisch Kranker zu berücksichtigen, um im Sinne des systemischen Gleichgewichts langfristig Familiengesundheit positiv mitzugestalten.

Literaturverzeichnis

Antonovsky, Aaron (1997): Salutogenese. Zur Entmystifizierung der Gesundheit (= Forum für Verhaltenstherapie und psychosoziale Praxis). Tübingen: DGVT.

Ausili, Davide/Masotto, Matteo/Dall´Ora, Chiara/Salvini, Lorena/Di Mauro, Stefania (2014): „A literature review on self-care of chronic illness: definition, assessment and related outcomes." Professioni Infermieristiche 3, 180–189.

Bamberger, Günther (2015): Lösungsorientierte Beratung. Basel: Beltz.

Banning, Maggi (2009): „A Review of interventions used to improve adherence to medications in older people." International Journal of Nursing Studies 11, 1505–1518.

Beck, Ulrich (1983): Jenseits von Stand und Klasse? Soziale Ungleichheiten, gesellschaftliche Individualisierungsprozesse und die Entstehung neuer sozialer Formationen und Identitäten. In: Reinhard Kreckel (Hg.): Soziale Ungleichheiten. Göttingen: Schwartz (Soziale Welt. Sonderband, 2), S. 35–74.

Beierlein, Constanze/Kavaleva, Anastassiya/Kemper, Christoph J./Rammstedt, Beatrice (2012): Ein Messinstrument zur Erfassung der Kompetenzerwartung: Allgemeine Selbstwirksamkeit Kurzskala (ASKU). Online: http://www.ssoar.info/ssoar/bitstream/handle/document/29235/ssoar-2012-beierlein_et_al-ein_messinstrument_zur_erfassung_subjektiver.pdf?sequence=1 (22. 4. 2017).

Ben-Ze'ev, Aharon (2018): Die Logik der Gefühle. Kritik der emotionalen Intelligenz. 3. Auflage. Frankfurt am Main: Suhrkamp (Edition Unseld, 24).

Benner, Patricia (1984): From novice to expert. Excellence and power in clinical nursing practice. Menlo Park, CA: Addison-Wesley Publishing Company.

Berben, Lut/De Geest, Sabina (2012): „Intervention zur Verbesserung der Adhärenz." Krankenpflege Soins infirmiers 9, 32 f.

Boss, Medard (1971): Grundriss der Medizin und der Psychologie. Ansätze zu einer phänomenologischen Physiologie, Psychologie, Pathologie, Therapie und zu einer daseinsgemäßen Präventiv-Medizin in der modernen Industriegesellschaft. Bern, Stuttgart: Huber.

Brown, Eoin Gavin/Creaven, Ann-Marie/Gallagher, Stephen (2019): Loneliness and cardiovascular reactivity to acute stress in younger adults. In: International journal of psychophysiology: official journal of the International Organization of Psychophysiology 135, S. 121–125. DOI: 10.1016/j.ijpsycho.2018.07.471.

Bundesministerium für Soziales, Gesundheit, Pflege und Konsumentenschutz (2020): „Österreichische Gesundheitsbefragung 2019".

Bundesgesetzblatt GUK-Novelle, 1.8.2016. Online: https://www.ris.bka.gv.at/Dokumente/BgblAuth/BGBLA_2016_I_75/BGBLA_2016_I_75.pdf(23.10.2016).

Burns, Evelin (2017): „Maßnahmen zur Verbesserung der Medikamenten-Adhärenz." In: Dachverband Wiener Sozialeinrichtungen (Hg.): Handlungsleitlinien Pflege und Betreuung. Wien, 242–261.

Cacioppo, John T./Patrick, William (2011): Einsamkeit. Woher sie kommt, was sie bewirkt, wie man ihr entrinnt. Heidelberg: Spektrum Akad. Verl. (Spektrum-Akademischer-Verlag-Sachbuch).

Cigna (2018): CIGNA U.S. Loneliness Index. Survey of 20,000 Americans Examining Behaviors Driving Loneliness in the United States.

Connor, Kathryn/Davidson, Jonathan (2003): „Development of a new resilience scale: The Connor-Davidson Resilience Scale (CD-RISC)." Depression and Anxiety 2, 76–82.

Corbin, Juliet/Hildebrand, Bruno/Schaeffer, Doris (2009): „Das Trajektkonzept". In: Schaeffer, Doris (Hg.): Bewältigung chronischer Krankheit im Lebenslauf. Bern: Huber, 55–90.

Corbin, Juliet/Strauss, Anselm (2004): Weiterleben lernen: Verlauf und Bewältigung chronischer Krankheit. Bern: Huber.

Csíkszentmihályi, Mihaly (2014): Flow and the Foundations of Positive Psychology: The Collected Works of Mihaly Csíkszentmihályi. s.l.: Springer Netherlands. Online verfügbar unter http://lib.myilibrary.com/detail.asp?id=648808.

Curtin, Mary/Lubkin, Ilene (2002): „Was versteht man unter Chronizität?" In: dies. (Hg.): Chronisch Kranksein. Bern: Huber, 19–53.

Dachverband Wiener Sozialeinrichtungen (2017): Handlungsleitlinien: Pflege und Betreuung für mobile, teilstationäre und stationäre Versorgungsformen. Wien.

Dalton, Candy/Gottlieb, Laurie (2003): The concept of readiness to change. In: Journal of Advanced Nursing, 42(2), 108-117.

Davis, Sally (2005): Rehabilitation: The Use of Theories and Models in Practice. Thousand Oaks: Churchill Livingstone (Elsevier).

Deutsches Institut für Medizinische Dokumentation und Information (DIMDI), WHO-Kooperationszentrum für das System Internationaler Klassifikationen (2005): Internationale Klassifikation der Funktionsfähigkeit, Behinderung und Gesundheit. World Health Organization, Genf. Online: http://www.soziale-initiative.net/wp-content/uploads/2013/09/icf_endfassung-2005-10-01.pdf (25. 9. 2017).

Eicher, Manuela/Matzka, Martin/Dubey, Cathrine/White, Kate (2015): „Resilience in Adult Cancer Care." Oncology Nursing Forum 1, 3–15.

Eisenberger, Naomi I./Lieberman, Matthew D./Williams, Kipling D. (2003): Does rejection hurt? An FMRI study of social exclusion. In: Science (New York, N.Y.) 302 (5643), S. 290–292. DOI: 10.1126/science.1089134.

Ellert, Ute/Kurth, Bärbel-Maria (2013): Gesundheitsbezogene Lebensqualität bei Erwachsenen in Deutschland. Ergebnisse der Studie zur Gesundheit Erwachsener in Deutschland (DEGS1). In: Bundesgesundheitsblatt-Gesundheitsforschung – Gesundheitsschutz 56/5–6, 643–649. Online: http://edoc.rki.de/oa/articles/reRa1cDYd3Zh6/PDF/214uEyu7vtt6.pdf (25. 9. 2017).

European Network on Patient Empowerment (ENOPE). Online: http://www.enope.eu/enope.aspx (25. 7. 2017).

Ewers, Michael (2005): „Das anglo-amerikanische Case Management: Konzeptionelle und methodische Grundlagen." In: Ewers, Michael/Schaeffer, Doris: Case Management in Theorie und Praxis. Bern: Huber, 53–90.

Ewers, Michael/Schaeffer, Doris (2005): „Case Management als Innovation im bundesdeutschen Sozial- und Gesundheitswesen." In: dies.: Case Management in Theorie und Praxis. Bern: Huber, 7–27.

Feldmann, Klaus (1998): Der soziale Tod und die sozialen Leichen. In: Norbert Stefenelli (Hg.): Körper ohne Leben. Begegnung und Umgang mit Toten. Wien u. a.: Böhlau, S. 97–103.

Feldmann, Klaus (2010): Tod und Gesellschaft. Sozialwissenschaftliche Thanatologie im Überblick. 2., überarb. Aufl. Wiesbaden: VS, Verl. für Sozialwiss.

Fink, Eugen (1979): Grundphänomene des menschlichen Daseins (1979). Freiburg u. a.

Friedemann, Marie-Luise et al. (2010): Familien- und umweltbezogene Pflege. Bern: Huber, 3. Auflage.

Fringer André/Arrer Eleonore (2018): „Readiness“ bei Patientinnen und Patienten mit chronischen Erkrankungen“. In: Hax-Schoppenhorst Thomas (Hg.): Das Einsamkeits- Buch. Bern: Hogrefe, 310-318.

Fröhlich-Gildhoff, Klaus/Rönnau-Böse, Maike (2017): „Die Verbindung von Resilienzperspektive und (personenzentrierter) Kinderpsychotherapie.“ Psychotherapie Forum 5 (k. A.).

Fröhlich-Gildhoff, Klaus/Rönnau-Böse, Maike (2015): Resilienz. Stuttgart: UTB (Reinhardt).

Fuchs-Heinritz, Werner (Hg.) (2011): Lexikon zur Soziologie. 5., überarb. Aufl. Wiesbaden: VS Verl. für Sozialwissenschaften.

Fuest, K. (1999): Entlassen aus der Psychiatrie – und dann? In: Moers, Martin et al. (Hg.): Pflegeforschung zum Erleben chronisch kranker und alter Menschen. Bern: Huber, 221–263.

Gabele, Angela/Budde, Jörg/Spichinger, Elisabeth (2015): „Transition von der Kindheit zur Adoleszenz – eine qualitative Studie zum Erleben von Adoleszenten mit Typ 1 Diabetes mellitus und ihren Müttern.“ Pflege 2, 69–78.

Glahn, Julia A. (2010): Über Verantwortung – Für die Sterbenden und die Toten. In: Michael Rosentreter (Hg.): Sterbeprozesse. Annäherungen an den Tod. Kassel: Kassel Univ. Press (Studien des Aachener Kompetenzzentrums für Wissenschaftsgeschichte, 9), S. 93–102.

Glaser, Barney/Strauss, Anselm (1965): Awareness of Dying. Chicago: Aldine Transaction.

Goffman, Erving (1973): Asyle. Über die soziale Situation psychiatrischer Patienten und anderer Insassen. 1. Aufl. Frankfurt a.M: Suhrkamp (Edition Suhrkamp, 678).

Goffman, Erving (1975): Stigma. Über Techniken der Bewältigung beschädigter Identität. Frankfurt/Main: Suhrkamp.

Grey, Margaret et al. (2015): „A revised Self- and Family Management Framework.“ Nursing Outlook 2, 162–170.

Grypdonck, Mieke (2005): „Ein Modell zur Pflege chronisch Kranker." In: Seidl, Elisabeth/Walter, Ilsemarie: Chronisch kranke Menschen in ihrem Alltag. Wien: Maudrich, 15–57.

Hartmann, Anja (2010): „Wenn der Körper nicht mehr mitspielt: Gesundheit und Krankheit aus der Perspektive der soziologischen Inklusionsforschung." Österreichische Zeitschrift für Soziologie 4, 45–61.

Hartmann, Marlis Glaus (2001): Stigma. In: Käppeli, Silvia (Hg.): Pflegekonzepte. Phänomene im Erleben von Krankheit und Umfeld, Band 3. Bern: Huber.

Haslbeck, Jörg (2016): „Experten aus Erfahrung." PADUA 1, 65–71.

Haslbeck, Jörg (2008): „Bewältigung komplexer Medikamentenregime aus Sicht chronisch Kranker." Pflege & Gesellschaft 1, 48–61.

Haslbeck, Jörg (2011): „Selbstmanagementförderung bei chronischer Krankheit – quo vadis?" Pflege 3, 159 f.

Haslbeck, Jörg (2010): „Medikamentenmanagement aus Sicht chronisch Erkrankter – Forschungsbedarf und -trends." Forum Public Health (April), 30–32.

Haslbeck, Jörg/Schaeffer, Doris (2007): „Selbstmanagementförderung bei chronischer Krankheit: Geschichte, Konzept und Herausforderung." Pflege 2, 82–92.

Haug, Christoph V. (1991): Gesundheitsbildung im Wandel. Die Tradition der europäischen Gesundheitsbildung und der „Health Promotion" – Ansatz in den USA in ihrer Bedeutung für die gegenwärtige Gesundheitspädagogik. Bad Heilbrunn: Klinkhardt.

Heesen, Christoph/Berger, B./Hammann, J./Kasper, J. (2006): „Empowerment, Adhärenz, evidenzbasierte Patienteninformation und partizipative Entscheidungsfindung bei MS – Schlagworte oder Wegweiser." Neurologie & Rehabilitation 4, 232–238.

Heimerl, Katharina (2008): Orte zum Leben – Orte zum Sterben. Palliative care in Organisationen umsetzen. Freiburg, Br.: Lambertus (Palliative care und OrganisationsEthik, Bd. 15).

Hellige, Barbara (2002): Balanceakt Multiple Sklerose. Leben und Pflege bei chronischer Krankheit. Stuttgart: Kohlhammer.

Herdman, Heather T.; Kamitsuru, Shigemi (2019): Pflegediagnosen. Definitionen und Klassifikation 2018-2020. 2. Auflage (NANDA International Pflegediagnosen).

Holt, Stefanie/Schmiedl, Sven/Thürmann, Petra (2010): „Potenziell inadäquate Medikation für ältere Menschen: Die PRISCUS-Liste." Deutsches Ärzteblatt 8, 543–551.

Hüper, Christa/Hellige, Barbara (2012): Kooperative Pflegeberatung und Beratungsqualität. Saarbrücken: Mabuse.

Hurrelmann, Klaus (2009): „Gesundheit und Krankheit im Lebenslauf." In: Schaeffer, Doris: Bewältigung chronischer Krankheit im Lebenslauf. Bern: Huber, 283–296.

Hurrelmann, Klaus (1988): Sozialisation und Gesundheit. Somatische, psychische und soziale Risikofaktoren im Lebenslauf. Grundlagentexte Soziologie. Weinheim, München: Juventa.

Jeste, Dilip V./Di Somma, Salvatore/Lee, Ellen E./Nguyen, Tanya T./Scalcione, Mara/Biaggi, Alice et al. (2020): Study of loneliness and wisdom in 482 middle-aged and oldest-old adults: a comparison between people in Cilento, Italy and San Diego, USA. In: Aging & mental health, S. 1–11. DOI: 10.1080/13607863.2020.1821170.

Käppeli, Silvia (1997): Pflegekonzepte. Phänomene im Erleben von Krankheiten und Umfeld. Bern: Huber.

Kickbusch, Ilona (2017): „Geleitwort." In: Schaeffer, Doris/Pelikan, Jürgen (Hg.): Health Literacy. Bern: Hogrefe, 7 f.

Killeen, C. (1998): Loneliness: an epidemic in modern society. In: Journal of advanced nursing 28 (4), S. 762–770. DOI: 10.1046/j.1365-2648.1998.00703.x.

Kobelt Neuhaus, Daniela (2013): „Resilienz fördern." PADUA 8, 266–272.

Köhlen, Christina/Friedemann, Marie-Luise (2016): Pflege von Familien. Die familien- und umweltbezogene Pflege in der Praxis. Haan-Gruiten: Europa-Lehrmittel.

Kolcaba, Katherine (1992): The Concept of comfort in an environmental framework. Journal of Gerontological Nursing, 18 (6), 33-38.

Kolcaba, Katherine (2014): Pflegekonzept Comfort – Theorie und Praxis der Förderung von Wohlbefinden, Trost und Entspannung in der Pflege. Bern: Hogrefe Verlag.

Kreyer, Christiane/Pleschberger, Sabine (2014): „Um Normalität in einer instabilen Situation ringen." Pflege 5, 307–324.

Laufs, Ulrich (2011): „Medikamentenadhärenz bei chronischen Erkrankungen. Bedeutung und neue Ansätze." Der Nervenarzt 2, 153–158.

Laufs, Ulrich/Böhm, M./Kroemer, K./Schüssel, K./Griese, N./Schulz, M. (2011): „Strategien zur Verbesserung der Einnahmetreue von Medikamenten." Deutsche Medizinische Wochenschrift 136, 1616–1621.

Lee, Ellen E./Depp, Colin/Palmer, Barton W./Glorioso, Danielle/Daly, Rebecca/Liu, Jinyuan et al. (2019): High prevalence and adverse health effects of loneliness in community-dwelling adults across the lifespan: role of wisdom as a protective factor. In: International psychogeriatrics 31 (10), S. 1447–1462. DOI: 10.1017/S1041610218002120.

Levasseur, Mélanie/Richard, Lucie/Gauvin, Lise/Raymond, Emilie (2010): Inventory and analysis of definitions of social participation found in the aging literature: proposed taxonomy of social activities. In: Social science & medicine (1982) 71 (12), S. 2141–2149. DOI: 10.1016/j.socscimed.2010.09.041.

Lubkin, Ilene Morof (2002): Chronisch Kranksein. Implikationen und Interventionen für Pflege- und Gesundheitsberufe. Bern: Huber.

Luhmann, Niklas (2009a): Soziologische Aufklärung 5: Konstruktivistische Perspektive. Wiesbaden: VS – Verlag für Sozialwissenschaften.

Luhmann, Niklas (2009b): Die Gesellschaft der Gesellschaft. 1. Aufl. Frankfurt am Main: Suhrkamp.

Luhmann, Niklas (2018): Soziale Systeme. Grundriß einer allgemeinen Theorie. 17. Auflage. Frankfurt am Main: Suhrkamp (Suhrkamp-Taschenbuch Wissenschaft, 666).

Matthews, Timothy/Danese, Andrea/Wertz, Jasmin/Odgers, Candice L./Ambler, Antony/Moffitt, Terrie E./Arseneault, Louise (2016): Social isolation, loneliness and depression in young adulthood: a behavioural genetic analysis. In: Social psychiatry and psychiatric epidemiology 51 (3), S. 339–348. DOI: 10.1007/s00127-016-1178-7.

Metzing, Sabine (2007): Kinder und Jugendliche als pflegende Angehörige Erleben und Gestalten familialer Pflege. Bern: Huber.

Moers, Martin et al. (1999): Pflegeforschung zum Erleben chronisch Kranker und alter Menschen. Bern: Huber.

Moers, Martin/Schaeffer, Doris/Schnepp, Wilfried (2011): „Too busy to think? Essay über die spärliche Theoriebildung der deutschen Pflegewissenschaft." Pflege 6, 349–360.

Morse, Janice/Johnson, Joy (1991): The illness experience: Dimensions of suffering. Newbura Park: Sage.

Morse, Janice (1992): Comfort. The refocusing of nursing care. Clinical Nursing research, 1 (1), 91-106.

Müller-Mundt, Gabriele (2005): Leben mit chronischem Schmerz. Bern: Huber.

Müller-Mundt, Gabriele/Schaeffer, Doris (2011): „Herausforderungen der Evaluation eines Interventionskonzepts zur Selbstmanagementförderung bei komplexen Medikamentenregimen in der ambulanten Pflege." Pflege & Gesellschaft 2, 116–136.

Müller-Mundt, Gabriela/Schaeffer, Doris (2011): „Bewältigung komplexer Medikamentenregime bei chronischer Krankheit im Alter." Zeitschrift für Gerontologie und Geriatrie Vol. 44 (1), 1–6.

Musich, Shirley/Wang, Shaohung S./Hawkins, Kevin/Yeh, Charlotte S. (2015): The Impact of Loneliness on Quality of Life and Patient Satisfaction Among Older, Sicker Adults. In: Gerontology & geriatric medicine 1, 2333721415582119. DOI: 10.1177/2333721415582119.

Myers, Lilian/Palmarini, Nicola (2017): Loneliness: Findings from IBM's Institute for Business Value 2017 Study on Loneliness in the Aging Population. In: Public Policy & Aging Report 27 (4), S. 158–159. DOI: 10.1093/ppar/prx022.

Nguyen, Tanya T./Lee, Ellen E./Daly, Rebecca E./Wu, Tsung-Chin/Tang, Yi/Tu, Xin et al. (2020): Predictors of Loneliness by Age Decade: Study of Psychological and Environmental Factors in 2,843 Community-Dwelling Americans Aged 20-69 Years. In: The Journal of clinical psychiatry 81 (6). DOI: 10.4088/JCP.20m13378.

NICE National Institute for Health And Care Excellence (2021): Medicines adherence: involving patients in decisions about prescribed medicines and supporting adherence. Online: https://www.nice.org.uk/guidance/cg76/chapter/1-Guidance-supporting-adherence (23. 6. 2021).

NICE National Institute for Health and Care Excellence (2021): Shared decision making. Online: https://www.nice.org.uk/guidance/ng197/resources/shared-decision-making-pdf-66142087186885 (23.6.2021).

NICE National Institute for Health and Care Excellence (2021): Medicines optimisation overview Online: https://pathways.nice.org.uk/pathways/medicines-optimisation/medicines-optimisation-overview#content=view-node:nodes-supporting-adherence (15. 7. 2021).

Nicholson, Nicholas R. (2009): Social isolation in older adults: an evolutionary concept analysis. In: Journal of advanced nursing 65 (6), S. 1342–1352. DOI: 10.1111/j.1365-2648.2008.04959.x.

Nightingale, Florence (2015): Notes on Nursing. CreateSpace Independent Publishing Platform; 1. Edition.

Parpert, Friedrich (1955): Philosophie der Einsamkeit. München: Reinhardt.

Pelikan, Jürgen/Ganahl, Kristin (2017): „Die europäische Gesundheitskompetenz-Studie: Konzept, Instrument und ausgewählte Ergebnisse." In: Schaeffer, Doris/Pelikan, Jürgen (Hg.): Health Literacy. Bern: Hogrefe, 93–125.

Peplau, Letitia Anne/Perlman, Daniel (1979): Blueprint for a Social Psychological Theory of Loneliness. In: M. Cook und G. Wilson (Hg.): Love and attraction. Oxford, S. 99–110.

Porzelt, Sarah/Zimmermann, Thomas/Ernst, Annette/Puschmann, Egina/Scherer, Martin (2016): „Wie Pflegekräfte in der hausärztlichen Versorgung Patienten mit psychischen Beschwerden gezielt unterstützen können." Pflegewissenschaft 7/8, 355–361.

Proust, Marcel (2000): Auf der Suche nach der verlorenen Zeit, Bd. 1–3. Frankfurt/Main: Suhrkamp.

Reddemann, Luise (2015): „Resilienz." Zeitschrift für Palliativmedizin 16, 20–25.

Riegel, Barbara/Jaarsma, Tiny/Stromberg, Anna (2012): A Middle-Range Theory of Self-Care of Chronic Illness. In: Advances in Nursing Science (35) 3, S. 194–204. http://dx.doi.org/10.1097/ANS.Ob013e318261b1ba. Zitiert nach einem Post Print der Linköping University.

Rosa, Hartmut (2018): Resonanz. Eine Soziologie der Weltbeziehung. 3. Auflage, wissenschaftliche Sonderausgabe. Berlin: Suhrkamp.

Saunders, C. (1996): A personal therapeutic journey. In: BMJ (Clinical research ed.) 313 (7072), S. 1599–1601. DOI: 10.1136/bmj.313.7072.1599.

Sav, Adem/King, Michelle/Whitty, Jennifer/Kendall, Elizabeth/McMillan, Sara/Kelly, Fiona/Hunter, Beth/Wheeler Amanda (2013a): „Burden of treatment for chronic illness: a concept analysis and review of the literature." Health Expectations, Issue 3, 312–324.

Sav, Adem/Kendall, Elizabeth/McMillan, Sara/Kelly, Fiona/Whitty, Jennifer/King, Michelle/Wheeler, Amanda (2013b): „You say treatment, I say hard work: treatment burden among people with chronic illness and their carers in Australia." Health and Social Care 6, 665–674.

Saylor, Coleen/Yoder, Marion (2002): „Stigma." In: Lubkin, Ilene Morof (Hg.): Chronisch Kranksein. Bern: Huber, 171–199.

Schaeffer, Doris (2017): „Chronische Krankheit und Health Literacy." In: Schaeffer, Doris/Pelikan, Jürgen: Health Literacy. Bern: Hogrefe, 53–70.

Schaeffer, Doris (2009): „Bewältigung chronischer Krankheit im Lebenslauf." In: Bewältigung chronischer Krankheit im Lebenslauf. Bern: Huber, 7–12.

Schaeffer, Doris (2009): „Status Quo der Theoriediskussion." In: Schaeffer, Doris: Bewältigung chronischer Krankheit im Lebenslauf. Bern: Huber, 15–51.

Schaeffer, Doris (2004): Der Patient als Nutzer. Krankheitsbewältigung und Versorgungsnutzung im Verlauf chronischer Krankheit. Bern: Huber.

Schroer, Katharina (2011): „Besonderheiten der Arzneimittelapplikation bei chronischen Erkrankungen am Beispiel des geriatrischen Patienten." Pflegewissenschaft 9, 473–479.

Schulz, Michael /Behrens, Johann/Löhr, Michael (2018): "Adherence und der personenzentrierte Aufbau interner Evidence." Padua (13) 1, 13-20.

Shaha, Maya/Käppeli, Silvia/Schnepp, Wilfried (2013): „Aus der Praxis in die Praxis zurück: Zwischen Verpflegung und Theorieentwicklung." Pflegewissenschaft 7–8, 389–400.

Simon, Fritz B. (2001): Die andere Seite der Gesundheit: Ansätze einer systemischen Krankheits- und Therapietheorie. Heidelberg: Carl Auer, 2. Auflage.

Søndergaard, Elisabeth/Grauers Willadsen, Tora (2015): „Problems and challenges in relation to the treatment of patients with multimorbidity: General practitioners view and attitudes.“ Scandinavian Journal of Primary Health Care 33, 121–126.

Stadt Wien (Hg.) (2017): Wiener Gesundheitsbericht 2016. Berichtzeitraum 2005–2014; erstellt durch die Gesundheit Österreich GmbH (Griebler, Robert/Winkler, Petra/Gaiswinkler, Sylvia et al.).

Statistik Austria (2019) Gesundheitsbefragung 2019. Online: https://www.statistik.at/web_de/statistiken/menschen_und_gesellschaft/gesundheit/gesundheitszustand/chronische_krankheiten/index.html (abgerufen 15.6.2021).

Stauffer, Yvonne/Spichiger, Elisabeth/Mischke, Claudia (2015): „Komplexe Medikamentenregime bei multimoribunden älteren Menschen nach Spitalsaufenthalt – eine qualitative Studie.“ Pflege 7–18.

Storr, Anthony (1990): Die schöpferische Einsamkeit. Das Geheimnis der Genies. Wien: Zsolnay.

Sudnow, David/Bubser, Eberhard/Uexküll, Thure von (1973): Organisiertes Sterben. (Frankfurt a.M.): S. Fischer ((Conditio humana)).

Svendsen, Lars (2016): Philosophie der Einsamkeit. [1. Auflage]. Wiesbaden: bup Berlin University Press.

von Kardoff, Ernst (2009): Goffmans Stigma-Identitätskonzept – neu gelesen. In: Willems, Herbert: Theatralisierung der Gesellschaft. Bd. 1: Soziologische Theorie und Zeitdiagnose. Wiesbaden: VS – Verlag für Sozialwissenschaften, 137–161.

von Reibnitz, Christine/Sonntag, Katja/Strackbein, Dirk (2017): Patientenorientierte Beratung in der Pflege. Leitfäden und Fallbeispiele. Berlin, Heidelberg: Springer.

Weinberger, Sabine (2013): Klientenzentrierte Gesprächsführung. Weinheim, Basel: Beltz Juventa.

Weiss, Robert Stuart; Bowlby, John (1980): Loneliness. The experience of emotional and social isolation. 3. print. Cambridge/Mass.: MIT Pr.

Weisz, George (2014): Chronic Disease in the Twentieth Century: A History Johns Hopkins University Press.

Wendt, Wolf Rainer (2011): „State of the art. Das entwickelte Case Management.“ In: Wendt, Wolf Rainer/Löcherbach, Peter: Case Management in der Entwicklung. Heidelberg: medhochzwei, 1–37.

White, Nancy/Lubkin, Ilene (2002): „Pflege- und Krankheitsverlaufskurve.“ In: Lubkin, Ilene (Hg.): Chronisch Kranksein. Bern: Huber, 93–129.

WHO (2015): „Der Europäische Gesundheitsbericht 2015: Der Blick über die Ziele hinaus – neue Dimension der Evidenz.“ Online: http://www.euro.who.int/de/data-and-evidence/european-health-report/european-health-report-2015/ehr2015 (13. 7. 2017).

World Health Organization (2008): Social participation. Online verfügbar unter https://www.who.int/social_determinants/thecommission/countrywork/within/socialparticipation/en/ (27. 11. 2020).

WHO (2015): Regionalbüro für Europa. Europäischer Gesundheitsbericht 2015. Online: http://www.euro.who.int/__data/assets/pdf_file/0011/284753/EHR_High_DE_WEB.pdf?ua=1 (23. 10. 2016).

WHO (2010): Health system financing: the path to universal coverage. Online: http://apps.who.int/iris/bitstream/10665/44371/1/9789241564021_eng.pdf (8. 10. 2016).

WHO (2009): Der Europäische Gesundheitsbericht. Online: http://www.euro.who.int/__data/assets/pdf_file/0018/82413/E93103g.pdf (23. 10. 2016).

WHO (2008): Primary Health Care: Now More Than Ever. Online: http://www.who.int/whr/2008/whr08_en.pdf (8. 10. 2016).

WHO (2003): Adherence to long-term therapies: evidence for action. Online: http://www.who.int/chp/knowledge/publications/adherence_Section1.pdf?ua=1 (18. 7. 2017).

WHO (Weltgesundheitsorganisation) (1986): Ottawa Charter of Health Promotion. Ottawa.

WHO (Weltgesundheitsorganisation) (1948): Preamble to the Constitution of the World Health Organization as adopted by the International Health Conference. New York, 19–22.

Wustmann, Corina (2004): Resilienz: Widerstandsfähigkeit von Kindern in Tageseinrichtungen fördern. Weinheim: Beltz.

Young, J. E. (1982): Loneliness, depression and cognitive therapy: Theory and applications. In: Letitia Anne Peplau und Daniel Perlman (Hg.): Loneliness. A sourcebook of current theory, research and therapy (Wiley series on personality processes), S. 379–405.

Ziaian, Tahereh et al. (2006): „Treatment burden and health-related quality of life of children with diabetes, cystic fibrosis, and asthma." Journal of Paediatrics and Child Health Vol. 42(10), 596–600.

Zimmermann, J. G. (1784): Ueber die Einsamkeit: Bey Weidmanns Erben und Reich (Bd. 2). Online verfügbar unter https://books.google.at/books?id=3zM7AAAAcAAJ.